骨科诊疗技术与应用

李　溪　冯再友　刘维统◎主编

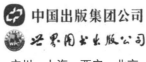

中国出版集团公司

世界图书出版公司

广州·上海·西安·北京

图书在版编目（CIP）数据

骨科诊疗技术与应用 / 李溪，冯再友，刘维统主编 . -- 广州 ：世界图书出版广东有限公司，2020.10
ISBN 978-7-5192-7977-6

Ⅰ. ①骨… Ⅱ. ①李… ②冯… ③刘… Ⅲ. ①骨疾病—诊疗 Ⅳ. ① R68

中国版本图书馆 CIP 数据核字（2020）第 195386 号

书　　　名	骨科诊疗技术与应用
	GUKE ZHENLIAO JISHU YU YINGYONG
主　　　编	李　溪　冯再友　刘维统
责任编辑	曹桔方
装帧设计	梁浩飞
责任技编	刘上锦
出版发行	世界图书出版广东有限公司
地　　　址	广州市新港西路大江冲 25 号
邮　　　编	510300
电　　　话	020-84460408
网　　　址	http://www.gdst.com.cn
邮　　　箱	wpc_gdst@163.com
经　　　销	各地新华书店
印　　　刷	涿州军迪印刷有限公司
开　　　本	787mm×1092 mm　1/16
印　　　张	9
字　　　数	163 千字
版　　　次	2020 年 10 月第 1 版　2020 年 10 月第 1 次印刷
国际书号	ISBN 978-7-5192-7977-6
定　　　价	68.00 元

前　言

　　骨关节疾病是危害人类健康的常见疾病之一。近年来，关于骨关节疾病的研究在众多医师的努力下，取得了很大的进步，对骨科疾病的治疗起到了很大的促进作用。为了满足当前临床骨关节医疗、教学等一线人员的需要，适应当前临床骨科学发展的形势，我们在广泛参考了国内外既新又权威的文献资料基础上，结合自己的经验和业务专长特编写了本书，以供从事临床骨科的工作者和相关的医务人员学习、参考。

　　本书主要详细阐述了骨科常见病和多发病的病因、临床表现、诊断与鉴别诊断和系统治疗，还介绍了近年来一些新观念、新理论、新技术、新经验在临床上的应用。其具体包括以下内容：临床常见骨折、创伤骨折治疗原则及技术、关节炎性疾病、发育性髋关节发育不良、寰椎骨折脱位和骶骨骨折。内容丰富，文字简练，图文并茂，实用性强。希望对广大临床工作者有一定的参考价值。

　　由于骨科领域的基础理论及实际问题涉及范围非常广泛，又非常细致，内容日新月异，加上我们的知识水平有限，书中存在不足之处在所难免，希望广大读者予以批评指正。

目 录

第一章　临床常见骨折

第一节　股骨远端复杂骨折

一、引言

股骨远端骨折定义为发生在关节面至距离干骺端上5 cm的骨折。股骨远端解剖轴外翻6°~7°，外侧皮质倾斜角度约10°，而内侧皮质倾斜角度约25°。

股骨远端骨折常常是伴有多种潜在并发症的复杂损伤，在年龄和性别的分布上有着双高峰特点。多数高能量股骨远端骨折发生在15~50岁的男性，而多数低能量骨折发生在患有骨质疏松的大于50岁的女性。最常见的高能量损伤机制是交通事故，最常见的低能量损伤机制为跌倒。

股骨远端骨折涉及股骨髁及干骺端。准确判断造成骨折畸形相关的力是手术成功的关键。最为典型的畸形为短缩及骨折远端部分内翻、过伸。短缩由股四头肌及腘绳肌造成，内翻及过伸畸形则分别是腿部内收肌及腓肠肌无对抗牵拉肌肉所致。

股骨远端骨折最常用的分类是国际内固定研究会（AO/ASIF）和骨科创伤学会（OTA）所采用的分类标准。股骨远端在这一分类中的编号是33，骨折分型基于累及关节的骨折数量及粉碎程度。33A为关节外骨折，33B为涉及股骨髁的部分关节内骨折，33C为完全关节内骨折。每一个字母分类下，又根据骨折粉碎的数量和部位分为1，2，3亚型。

33C3型股骨远端骨折的特点是涉及关节的复杂骨折，常伴随股骨远端骨折块非常短小、多个带有关节软骨的小骨块及高能量软组织损伤。当前的治疗策略为尝试给予关节面最佳的复位，连同股骨远端骨块坚强固定。对于治疗33C3型股骨远端骨折后畸形愈合、内固定失效，通常需要补充固定及骨移植（自体骨移植）。

体格检查时，对血管的检查至关重要，因为若发生严重的错位骨折，则可能发生腘动脉的损伤。若大致复位后仍未触及动脉搏动，就有指征进行血管造影检查。

对于股骨远端复杂骨折的手术治疗，必须根据骨折分型、患者的选择及术前规划来进行。对于股骨远端骨折及软组织损伤的复杂特点，需要引起特别重视并对其进行特别治疗。

二、影像学

对股骨远端骨折的影像学的充分评估应包括标准股骨全长的前后位及侧位片，以避免漏诊同侧股骨颈或骨干骨折。膝关节也需要拍摄前后位及侧位片，以排查向关节内延伸的骨折线。

若怀疑骨折线延伸到关节内，则一定要进行CT检查，并进行额状面及矢状面的重建。这对于确诊关节内涉及的骨折、发现髁间窝分离的骨软骨碎片、发现C型骨折中发生率为38%的冠状面骨折（Hoffa骨折）、制订术前计划非常有益。需重点提出的是，31%的冠状面骨折采用平面的影像学手段是难以被发现的。

术前识别冠状面骨折对于手术入路及植入物选择至关重要。对于需要进行临时性外固定的高能量股骨远端骨折，应在安置跨膝关节外固定架后进行CT检查。外固定装置对韧带的整复作用使得碎片可以更容易被发现，对术前准备也更有利。

当大致复位后远端动脉搏动减弱，则必须进行血管造影检查。

三、手术治疗

股骨远端骨折的手术治疗方式多种多样，也反映出这些损伤本身具有复杂性。这些骨折通常为粉碎性骨折、关节内骨折，也常常涉及骨质疏松，使复位、固定及维持肢体力线都变得很困难。对于移位的骨折，手术治疗为标准治疗方式。

手术治疗的主要目标是修复关节面、恢复肢体长度及对位、保留软组织覆盖，保证在骨折愈合过程中能够进行肢体康复的坚强固定，以达到术后进行膝关节早期活动的目的。

为了实现上述目的，人们研发出了一系列外科显露手段、手术技术及固定物，包括外固定架、髓内钉及接骨板。

移位骨折、关节内骨折及骨不连都是切开复位内固定术的适应证。为了达到好的治疗效果，我们需要根据解剖学复位关节，将关节各组成部分与股骨干稳定地固定，以及保护血供。股骨远端骨折不伴有显著粉碎性骨折时，尤其是骨质疏松的患者，可首选逆行髓内钉固定。

需再次手术促进骨愈合及发生并发症的危险因素包括开放性骨折、糖尿病、吸烟、体重指数（BMI）超标及接骨板过短。这些因素大多数无法受外科医师控制，但可以帮助预后评估。用相对较长的接骨板固定是减少固定失败的一种技术因素。

（一）切开复位内固定术

在骨折没有或只有简单地向关节延伸的骨折线时，推荐行前外侧入路，切口从胫骨结节至远端股骨髁前1/3。若有需要此入路可由外侧延伸至股骨干中部。

复杂关节骨折需行髌旁外侧入路，切口可延长至股四头肌腱并翻起髌骨。

正中髌旁入路是典型的全膝关节置换术（TKA）入路。可以在复杂的股骨内髁骨折中应用。

在很靠后方的Hoffa骨碎片固定时，可采用内、外后方入路。患者需采用俯卧位，腘窝处行正中切口，显露腓肠肌内外侧平面，最后切开关节囊显露骨折。

（二）外固定

外固定常见适应证为股骨远端开放性骨折伴骨缺损、血管损伤、严重软组织损伤及广泛粉碎性骨折。可以使用不跨过膝关节的单边外固定架及环形外架固定。

涉及关节的骨折，首先必须进行关节重建，采用切开复位有限内固定，或闭合复位经皮相互独立的螺钉固定。关节重建后必须实施外固定。有时，可先采用跨膝关节组件来增强远端固定。

股骨远端骨折使用外固定作为终极治疗的并发症，包括感染性关节炎、骨髓炎、针道感染、复位丢失、骨折延迟愈合或不愈合、膝关节活动受限，还有文章报道有小于10°的成角畸形及小于3 cm的短缩。

在复杂骨折中，外固定去除的时机很难把握。有报道显示骨性愈合平均需要25周以上。去除外固定架可能需要麻醉，并且伴有再骨折风险。Zlowodzki等报道其平均有7.2%不愈合率、1.5%固定失败率、4.3%深部感染率及30.6%二次手术率。

使用环形外固定架这一方式，技术难度较高，学习过程较长。有报道显示在

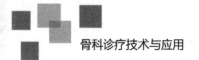

股骨远端粉碎性骨折治疗中，Ilizarov固定架在提供稳固性及早期康复方面上是安全并且有效的。

（三）接骨板固定

角形接骨板（95°角形接骨板）如今已不再使用，并且在治疗C3型骨折中已经成为禁忌。动力髁螺钉（DCS）与95°接骨板有相同适应证。从技术角度而言，精准的矢状面对齐并非必须。动力髁螺钉需要在距离关节面2.0 cm处放置。但其非常明显的劣势在于需要移除大量的骨组织。

锁定加压接骨板（LCP）有着一个重要的优势：用固定角度的锁定螺钉固定较短的远端骨折碎块时，可以提供更好的固定。拉力螺钉及锁定螺钉混合使用对髁间骨折固定很有帮助（通常结合锁定接骨板）。同样，其对于膝关节移位的骨折获得解剖复位也有帮助。

多个生物力学研究将传统的固定角度植入物（非锁定接骨板）与锁定接骨板在治疗髁上骨折的模型中进行了比较。Marti等将用单皮质锁定螺钉固定的LISS接骨板与动力髁螺钉、髁支撑接骨板，在尸体上1 cm间隙的骨折模型上的轴向负荷与循环轴向负荷进行比较。结果表明，LISS有着更好的可逆转性，及更少的不可复原性变形。他们认为这是钛合金及使用单皮质螺钉的结果。

Zlowodzki等采用尸体1 cm间隙骨折模型，将LISS接骨板用单皮质锁定螺钉与角形接骨板在轴位、扭转、循环轴向负荷受力时的情况进行比较。结果角形接骨板在扭转时显示出较大的刚性，而LISS接骨板在循环轴向受力时显示出更少永久变形性。因此，可见LISS接骨板在骨质疏松骨的远端固定中可以起到更佳的作用。在高骨密度尸体4 cm间隙骨折模型中，LISS接骨板与角形接骨板在轴向负荷中并没有显著差异，但是LISS接骨板明显具有较小的轴向刚性。

Higgins等采用尸体1 cm间隙骨折模型，将具有远端锁定螺钉及骨干双层锁定和非锁定固定的LCP与角形接骨板在轴向负荷及循环轴向负荷作比较。锁定结构在负重上有显著优势，在循环轴向负荷时有较小的永久变形性。这些研究都显示，锁定接骨板结合骨干的单层骨皮质或双层骨皮质固定有充足的轴向刚性，并且与传统固定角度固定物相比有更好的弹性。尽管有着较弱的扭转刚性，但在一些评估扭转硬度的研究中证明，锁定内置物的远端固定可以保持固定位置，而传统固定角度的固定物则有着更高的股骨髁远端切出的概率。

复杂的股骨远端骨折，如有内侧皮质骨缺损，单独采用外侧髁接骨板固定难以获得良好的稳定性。当在术中发现远端骨折块以远端螺钉与接骨板的结合部位为旋转轴发生内翻成角畸形时，必须附加内侧接骨板并取髂骨植骨。

股骨远端复杂骨折可采用间接接骨板固定及由髁旁入路对股骨、骺骨块行直接固定进行治疗。重建关节骨块之后，在股外侧肌深面逆行插入接骨板，将远端骨折块间接固定在骨干上。

在固定中需采用经皮或经肌肉螺钉将接骨板固定于骨干。这一技术因为不增加自体骨移植的发生率，所以与其他已报道的技术相比更有优势。然而，这一技术对施术者技术要求较高，并应格外注意需确保骨折正确的轴向对位。

股骨远端不稳定的多平面的C3型复杂骨折在显露及固定上都存在很大挑战。Khalil和AyoubU81由改良的Olerud扩展入路，采用自体骨移植及双侧接骨板进行固定。采用此改良的入路虽然创伤较大，但有助于使股骨远端C3型复杂骨折达到解剖复位，从而降低并发症并有不错的临床效果，可以作为这些复杂损伤的备选方案。

由内置物引起的症状是其重要的并发症。在外侧接骨板固定中，常会出现由于髂胫束接触接骨板带来的膝关节屈、伸疼痛。也可为过长的螺钉刺激内侧软组织所致，因此根据将下肢内旋30°后拍摄的前后位片选择合适长度的螺钉置入髁间是极为重要的。

接骨板固定后畸形愈合较常见。在任意平面5°以内的对位成角，其功能恢复是令人满意的。一旦出现骨不连，则是采用切开复位内固定及自体骨移植进行再次手术治疗的指征。我们也认同改变固定技术，使生物力学得到加强。

（四）交锁髓内钉

交锁髓内钉技术用于没有明显粉碎的股骨远端骨折。事实上，我们推荐将其作为骨质疏松的患者首选的内置物。手术入路须采用髁旁内侧入路，骨折线没有涉及关节时，平行髌腱在其内侧做2.5 cm切口，切口不应高于髌骨。不必尝试暴露及直视关节面。当骨折线延伸至关节时，需将切口向头侧延伸2~8 cm，于髌骨内侧10 mm切开伸膝装置，不必将髌骨翻开。这一技术主要优点在于对软组织损伤较小，而主要缺点则是轴位及旋转稳定性较差，且术后膝关节疼痛较为常见。

逆向交锁髓内钉常见并发症包括不愈合（5.3%）、固定失败（3.2%）、深部感染（0.4%）、二次手术（24.2%）。其他并发症还有膝前疼痛、近端锁定时造成的股深动脉损伤、医源性股骨干骨折、植入物上方应力性骨折、髓内钉疲劳性断裂、髓内钉关节内挤压、远端自锁螺钉断裂、内翻对位不良等。

功能恢复的结果与患者年龄及初始损伤严重程度相关。研究发现，涉及关节的骨折采用闭合或开放复位辅助固定，然后再用髓内钉固定，优于单独使用髓内钉固定。为了增强远端固定效果，一些学者推荐使用更长的远端锁孔、更多的髓内钉，或将髓内钉远端截去，以便将交锁钉孔放置在更远端。

顺行交锁髓内钉固定股骨远端骨折的并发症包括远端交锁螺钉处疼痛，愈合不良，肢体短缩大于1 cm，髓内钉断裂。Zlowodzki等对股骨远端骨折相关文献进行系统性回顾时发现其不愈合率为8.3%、固定失败率为3.7%、感染率为0.9%及再手术率为23.1%。

（五）全膝置换术（TKA）

骨质疏松老年患者的骨愈合能力较差，对其治疗仍存争议。这一困境被采用TKA来尝试解决。Rosen和Strauss M回顾了24例采用两种不同远端股骨旋转铰链的TKA的患者，平均年龄76岁。其中23例骨折为C型骨折、1例为B型骨折。5例骨折前即患有骨关节炎。全部患者术后皆可行走，并全部负担体重。71%患者重获骨折前的行动状态。通过平均11个月的随访，他们报道了1例浅表感染，并通过使用抗生素治愈。1例在跌倒后铰链假体移位，1例在术后13个月时心源性死亡。这一技术与内固定相比更有优势，包括可以早期负重及进行膝关节活动，较少的并发症，较少需要再次手术。TKA对治疗患有严重骨质疏松、骨折前伴有骨关节炎、生活能力受限、治疗效果期待有限的患者是有效的。

四、股骨远端假体周围骨折

在全膝置换术（TKA）或全髋关节置换术（THA）后的假体周围骨折的修复术在技术上是非常困难的，而且效果也不令人满意，并且有着较高的并发症发生率。

多种方法被提出来稳定TKA术后的假体周围骨折。在人工关节稳定的股骨远端骨折（Rorabeck Ⅰ型和Ⅱ型），推荐采用接骨板及逆行交锁髓内钉。有3种方式可用于复位：切开技术（直接或间接复位），小切口技术（针对32型或33A1型骨折采用微创环扎或拉力螺钉及经皮接骨板固定术进行直接复位），微创技术（对其他骨折类型进行间接复位，经皮固定）。对于假体已经松动的骨折，最好采用铰链式关节翻修手术。

Gavaskar等分析了TKA术后股骨远端假体周围骨折采用锁定接骨板治疗的中期数据，发现19例随访患者中有18例获得了成功的愈合。平均随访时间为39个月，随访发现患者动作范围显著减少及WOMAC评分明显减低。有5例患者因延迟愈合及膝关节活动范围减小进行二次手术，1例患者因骨折不愈合而进行TKA翻修手术。

Saidi等回顾了3种不同的治疗股骨远端假体周围粉碎性骨折的方式，共23名患者，年龄均大于70岁（平均年龄80岁）。重建的方式包括7例假体复合异体骨移植修复、9例翻修手术修复、7例股骨远端内假体重建。初步结果证实股骨远端内假体在高龄、骨质量差且希望获得早期活动患者中可以考虑采用。

Horneff等比较了TKA后发生股骨远端假体周围骨折时采用逆行交锁髓内钉与髁上锁定螺钉及接骨板固定在治疗上的效果。其结果表明，采用外侧锁定接骨板治疗Rorabeck Ⅱ型股骨远端假体周围骨折效果更佳。

第二节　胫骨近端复杂骨折

一、引言

由于粉碎程度严重及合并损伤，如半月板和韧带撕裂，腓总神经或腘动、静脉损伤，以及严重的皮肤损伤，胫骨近端复杂骨折的治疗是十分困难的。术前制定计划方案并依据皮肤软组织的状态确定手术的时机，是极其必要的。这个部位的骨折常有较高的并发症发生率。充分认识并有效地处理胫骨平台骨折中受损软组织是影响治疗和预后最重要的因素。治疗的目标是解除压迫和保护软组织、重建关节面、恢复正常的力学轴线，并尽早进行功能锻炼。

二、分型

胫骨平台复杂骨折通常使用Schatzker等提出的分型进行描述，为其中的Ⅳ、Ⅴ、Ⅵ，或为AO/OTA分型中的C型，胫骨平台骨折属于AO/OTA分型中的部位编号41。

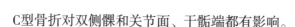

C型骨折对双侧髁和关节面、干骺端都有影响。

C1：简单关节骨折和简单干骺端骨折。

C2：简单关节骨折和复杂干骺端骨折。

C3：复杂关节骨折和复杂干骺端骨折。

Schatzker分型也许是当今最常用的，将胫骨平台骨折分为2组，每组3个类型。第二组包括高能量骨折。

Ⅳ型：内髁骨折，少见，但常伴有神经血管损伤、骨筋膜室综合征和（或）韧带损伤。不同于外髁骨折，产生内髁骨折需要更大的能量。

Ⅴ型：无干骺端受累的双髁骨折。

Ⅵ型：双髁和干骺端均骨折。

Schatzker和AO/OTA分型系统均是基于二维的分类系统。一些骨折类型还未被完全分类，如胫骨平台的后方剪切骨折。一种新的分类方法提高了人们对更复杂的骨折类型的认识。胫骨平台骨折三柱分型是基于计算机断层扫描（CT）和三维（3D）重建，用于补充Schatzker分型。三柱分型以横断面的视图将胫骨平台分为3个区域，分别定为外侧柱、内侧柱和后侧柱。这种分型能辅助外科医生诊断和在术前计划中拟订更好的入路和固定方式。

三、临床评估

应对承受高能量损伤的患者，根据高级创伤生命支持（ATLS）协议进行特殊评估。先针对有潜在生命危险的创伤进行治疗，病情一旦稳定，立即评估骨科创伤。

对于这类骨折，评估和记录神经系统状态、血管状态及软组织状态是必不可少的。

神经系统检查的重点是腓总神经，其围绕腓骨颈延伸，在内侧平台骨折和高能量骨折中是最容易损伤的。胫神经紧邻创伤的部位，也需要进行评估。

血管检查的重点是腘动脉，其能因牵拉、血栓形成而膨胀或被向后移位的骨折断端切割造成损伤。如果不能触及搏动，使用多普勒超声检测。如果有任何血管损伤的问题，可以测踝肱指数。如果指数小于0.9或体格检查（毛细血管充盈、颜色和皮肤温度）结果表明血管损伤，此时应进行CT血管造影术（CTA）和请血管外科医师会诊。

皮肤检查应全面。在高能量骨折中，挫伤、水疱、肿胀是常见的。应排查开放性损伤，将亚甲蓝注入关节以评估关节和皮肤撕裂伤之间是否连通。在笔者所在医疗中心，我们拍照记录对皮肤的任何损伤，分别使用Gustilo-Anderson分型和Tscherne-Gotzen分型以评估开放性骨折和闭合性骨折。

评估膝关节稳定性以排除韧带断裂，然而由于难以区分骨性不稳及韧带损伤，术前进行这种评估是有困难的。

体格检查可推迟到手术时，骨性结构恢复稳定，同时也可以减轻患者疼痛；还必须排除膝关节脱位，强调彻底的神经血管检查和术前磁共振成像（MRI）的重要性。

筋膜间室综合征是一种严重的并发症，诊断和早期治疗是有必要的。对于高能量胫骨平台骨折，尤其是V型和Ⅵ型骨折，必须高度怀疑存在临床筋膜间室综合征的可能。除了常见的临床表现（6"P"：不相称的疼痛、被动拉伸腿部肌群产生的疼痛、压力、感觉异常、麻痹和无脉搏），测定筋膜室压力（舒张压在30 mmHg内）有利于诊断。此时，必须对小腿4个筋膜间隔紧急施行筋膜切开术。

四、放射性评估

标准的术前影像学评估包括X线片和CT扫描。大部分高能量胫骨平台骨折在膝关节标准正位（AP）和侧位都很容易识别。我们通过正位影像就能将骨折分类。侧位影像为冠状位骨折提供更好的评估参考。

CT扫描是胫骨平台骨折最有说服力的确切诊断证据。Chan等证明，X线片后额外进行CT检查，超过25%的病例改变了骨折分型，从而改变了手术方案。

精细的切面扫描（2~2.5 mm），尤其是三维重建，让我们清晰地认识骨折并准确地规划手术及制定手术入路。

桥接外固定架固定之后进行CT，能为决策提供更多有用的信息。如果怀疑有血管损伤或骨筋膜室综合征，必须进行CT血管造影术，这比动脉造影操作更快、创伤更少，并且辐射量小。

MRI在急性骨折处理中的作用是存在争议的。高能量胫骨平台骨折常伴有韧带和半月板撕裂。缺乏充分证据证明常规使用MRI对诊断的影响。此外，合并这些损伤时，使用外固定器常不能做MRI检查。出现这些骨折时，MRI的作用仍有待确定。

五、治疗

（一）治疗的时机

伴有骨筋膜室综合征和血管损伤的开放性骨折必须立即治疗。然而，多处创伤的患者，尤其是伴有头、胸或腹部创伤的，必须使用外固定架（骨科创伤控制）进行临时固定直到基本情况改善（最佳时间：伤后5~10 d）。另一方面，伴有严重软组织损伤的闭合性骨折不应立即进行切开复位和内固定。这种情况下，我们必须进行序贯治疗。用于胫骨平台骨折的序贯治疗原则已逐渐形成。Egol等曾报道，57例高能量胫骨平台骨折按照此原则进行治疗，其深部伤口的感染率低（5%）。

首先，我们必须临时固定骨折，通过外固定器的方式，经由韧带整复术进行间接复位，恢复肢体长度。之后，我们就等待软组织损伤恢复和疼痛缓解。

外固定器横跨膝关节，带有两个股骨针和两个胫骨针。股骨针近端靠近髌上囊，胫骨针（5 mm×170 mm）必须置入前内侧骨面，几乎与骨表面垂直；必须远离预期二次手术的皮肤切口及内置物的位置。股骨钉[15 mm×（170~200）mm]应放置在前方、侧面或前外侧。外侧置钉可避免由股四头肌的瘢痕所致膝关节运动受限，但机械力度应小于前方置钉。通过叠加外架能改善稳定性。连接夹具必须放在骨折的外侧，这样能减少对骨折复位影像的干扰。

（二）确定性治疗

非手术治疗高能量创伤，仅适用于医学上失代偿的患者。这类损伤的非手术治疗效果很差。

闭合性骨折最终的内固定手术应在软组织损伤改善后进行（正常在2周或3周内），可以通过炎症减少的程度、腿的周长及皮肤皱褶的恢复来评估。

新型的接骨板提供具有更多生物学优势的方法治疗这类骨折。使用固定角度的锁定接骨板可避免骨膜剥离。锁定接骨板可经由小切口放置于肌肉下方，配合经皮置入锁定螺丝，可以尽量减少软组织的损伤。锁定接骨板的适应证尚未完全研究清楚，对每个病例都应考虑成本收益。

1.内侧平台骨折

内侧平台骨折涉及内侧胫骨平台，与这些骨折相关的软组织、韧带及神经血管损伤的发生率较高。

大多数情况下，手术治疗首选后内侧切口。切口始于胫骨后内侧边缘后方

1 cm，与鹅足肌腱平行向近端延伸，尽量向后方延伸以便于复位后方骨块。鹅足肌腱可牵开或者切断并在最后修复。内侧腓肠肌从胫骨上剥离，开放复位后必须利用支撑板加强稳定性。

修复合并的软组织损伤取决于患者具体情况。如可能，应进行半月板损伤修复。韧带的骨性撕脱伤可以直接用缝线或螺钉进行修复。进一步的韧带重建最好延迟到骨性愈合后、膝关节活动度已恢复时。

2. 双髁胫骨平台骨折

这些骨折同时影响外侧和内侧胫骨平台。首选治疗方法是通过双切口进行开放复位内固定术：前外侧和后内侧。与先前报道的单一前方切口相比，采用双切口术式的好处有：可直接观察、复位和固定内侧及外侧关节与干骺端骨折，同时减少不必要的软组织剥离，并尽可能减少伤口并发症及深部感染。

解剖复位以恢复关节面和下肢力线是必需的。胫骨平台双侧髁骨折单独使用传统的外侧接骨板常常不足以保持轴向力线。许多高能量骨折的内侧骨断端是粉碎性的或不能复位的，由外侧板拧入的螺丝不能稳定这些碎片，因此，单独的内侧板固定也是必要的。虽然推荐双侧接骨板固定这种类型的骨折，但也许还需要额外附加一块接骨板来固定后侧柱。在治疗复杂胫骨平台骨折中，三柱固定是一个全新的固定概念，尤其在涉及后柱的多平面骨折中非常有用，一般来说，内侧柱首先使用后内侧入路显露。务必小心，避免螺钉将未复位的外侧骨块固定。Luo等使用倒"L"形经后侧入路的方式直接复位并支撑后方的骨折碎片。

前外侧入路用于复位及固定外侧柱骨折。分别认清Gerdy结节、胫骨嵴、髌骨和腓骨小头的解剖结构。纵向弧形皮肤切口以Gerdy结节为中心，分别向股骨外侧髁延伸和胫骨嵴外侧1 cm向远端延伸，暴露出髂胫束及前筋膜间隔，分别向前后牵开，暴露胫骨近端。关节切开是通过半月板下切开关节囊，为关节囊-半月板预置缝线。之后，寻找骨折线就像打开一本书一样，打开骨折断端边缘，再复位塌陷的关节面骨折块。然后，在骨间隙内填充自体骨或异体移植骨。我们的建议是，人造骨移植最佳。复位周围骨折线（类似合上书本）时通过接骨板和螺钉缝合半月板及关节囊。锁定板常用于复杂关节周围骨折，但主要用于固定骨质疏松骨。在骨折近端和远端分别使用至少4个锁定螺钉。

伴有严重软组织损伤的复杂骨折，许多学者建议使用混合外固定架。混合外固定架是在胫骨近端使用带张力的克氏针和环，并在胫骨干使用带螺纹的螺钉，

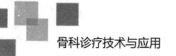
全部经皮插入，可通过关节镜检查表面复位情况。混合外固定可与经皮空心螺钉的内固定相结合，这种微创方法产生了良好的效果，因为它不会进一步损害已受损的软组织。

3. 特殊情况

治疗胫骨平台的开放性骨折和合并筋膜间隔综合征的高能量骨折是一个挑战。在这两种情况下，都必须紧急手术，必须分别进行冲洗、清创，以及适当的抗生素治疗或者筋膜切开术开放4个间隔。分期治疗是更加谨慎的方法。然而，在一种情况下可以早期进行内固定。在有整形外科医师的一级创伤中心，开放性骨折可立即进行固定并进行早期软组织覆盖处理。

骨折时怀疑涉及腘动脉损伤，必须进行血管CT检查。动脉损伤必须立即进行修复，但必须先将骨折由外固定支架稳定，可以使用移植静脉或人造血管假体作为旁路进行动脉修复。在修复后进行筋膜切开术开放小腿的4个间隔进行减压是非常重要的。

修复合并软组织损伤取决于患者具体情况。如可能，应进行半月板损伤修复。韧带的骨性撕脱伤可以直接用缝线或螺钉进行修复。进一步的韧带重建最好延迟到骨性愈合后、膝关节活动度已恢复时，以及移除各种固定物质后。

六、术后处理

闭合性骨折患者在术后24～48 h接受静脉注射抗生素治疗。内固定稳定后，治疗的主要目标是加强早期活动，避免僵硬。只要出现细微不稳定，就对患者使用带铰链的膝部支架护具。第1周内，患者可以进行被动运动，然后开始加大膝关节运动幅度及加强股四头肌等长收缩活动。患者6～12周不能承受负重。在此期间，患者步行必须依靠拐杖辅助。之后，基于骨折愈合的影像学证据，可进一步负重。

第三节　胫骨 Pilon 复杂骨折

一、引言

分析踝关节骨折类型必须依据踝关节的3个标准像，胫腓骨的全长片也能提供一般的对线信息。Ruedi和Allgower按照损伤的严重程度提出3种基本的骨折分型，即从低能量无移位的胫骨穹窿部骨折（Pilon骨折）到高能量损伤，再到严重粉碎性骨折，以及关节内压缩性骨折。AO/OTA分型系统对该分型进行了一些改进。虽然骨科医生未必认可目前的胫骨Pilon骨折的分型，但是，骨折分型对于评估损伤的严重程度以及判断复位质量的作用是被广泛认可的。

二、紧急处理

开放性损伤和（或）血管损伤是非常重要的考虑因素。同时，有糖尿病或吸烟史对处理决策和避免将来出现潜在的伤口并发症也很重要。糖尿病患者出现各种并发症和再手术治疗的风险更大。

Tscherne分型中骨折的粉碎程度、明确的开放性损伤和腓骨骨折可用于判断患肢能量的吸收强度。目前认为，典型的腓骨骨折通常与高能量性损伤相关。外翻和轴向负荷或者腓骨张力失效，通常与内翻和轴向负荷的受伤模式相关。

在体检完成之后和最终固定之前，为稳定软组织，恢复其对线是必要的。早期进行急诊腓骨固定可以安全地恢复腓骨长度，且不会增加并发症的风险。外科手术前的计划，包括确定手术切口，也是极为重要的。通常很多外科医生认为，少于7 cm的皮肤桥式切口可以减少软组织和伤口的并发症。如果外科医师不确定后续手术切口的位置，或不是最终治疗的医师，可以延迟腓骨固定时间，而直接放置外固定架以恢复其机械轴和长度。由两个5 mm的钢针组成的三角框架式外固定结构是最常见的外固定架构型。

三、手术时机

受伤后6 h内手术治疗可能是安全的，但是当高能量损伤时需要进一步评估。因为这种情况下，进行急性期切开复位内固定术并不能获得最佳的治疗结

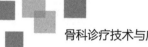

果，还可能带来较高的并发症发生率。伤后6 d炎症过程可能达到峰值。Tscherne强调软组织处理的重要性，其软组织分类系统提供了严格的软组织损伤评级指标：从微小的皮肤擦伤、套脱伤，到深层肌肉和皮下脂肪挫伤、血管损伤，以及骨筋膜室综合征。

伤后有两个较安全的手术时间窗口期：早期，伤后6 h内；后期，伤后6 ~ 12 d。急诊外固定架加上后期的最终重建手术的分期手术方式，能获得更好的结果、更低的并发症发生率和更好的临床疗效。此外，水疱相对在Pilon骨折中发生率较高，也为延期的后期重建手术提供了理由。对于血疱，Giordano建议，等表皮充分再生后，再进行手术干预。尽管分期手术是成功的，但仍然存在早期切开复位内固定术的支持者。为最终的手术做计划时，CT检查是确定关节骨折块和决定手术入路时非常有价值的检查手段（图1-1）。

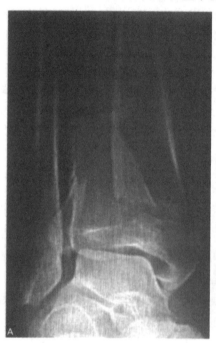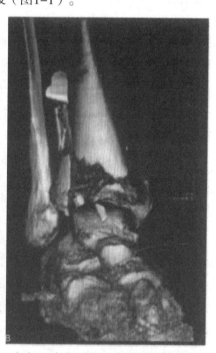

（a）关节内Pilotn骨折的前后位X线片；　　（b）CT能更好地显示累及关节的骨折块

图1-1

四、最终的治疗

治疗方案中仍然要强调的是，腓骨长度的恢复，干骺端的修复和关节面的恢复；植骨和稳定内侧蝶形骨折块（Buttress骨块）有利于骨干的稳定。标准的胫骨穹窿部手术入路为2个切口，前内侧切口到达胫骨，而后外侧切口到达腓骨。仔细操作以避免损伤胫骨前面的腱鞘。

胫骨Pilon骨折的前外侧入路和前内侧入路有所不同，它可以直接到达前外侧的Tillaux-Chaput骨块，辨认和保护骨膜表面神经分支是必要的。另外，直接的前方入路，即经胫距关节前的直切口，可以同时显露Pilon骨折的前内侧和前外侧的骨折块。Pilon骨折的后方入路可选择性应用。

行切开复位内固定手术的主要目的如下：

（1）关节的解剖复位。

（2）恢复关节骨折块的位置、长度、对线和旋转，并将其充分固定在骨干上。

（3）干骺端的缺损必须通过复位压缩的关节骨块和骨移植的支撑来进行改善。

创伤操作技术的应用和细致的软组织处理在减少潜在伤口并发症方面上是至关重要的。有限的骨膜剥离可以减少骨折块缺血的可能性。

单独关节骨折片必须从后向前复位，通常用于有韧带附着于腓骨的后外侧关节骨块。每块已复位的骨折块的临时固定必须至少要用一根克氏针固定。准确复原关节的平整性并使关节骨块精确地对位到相邻的干骺端和骨干，从而恢复骨干柱的长度、旋转和整体对线。必须放置一块低切迹的前方或前外侧钢板来支撑胫骨干骺端，并使关节骨块固定于胫骨干，从而在关闭伤口时减少软组织张力。当干骺端明显粉碎或有骨缺损时，可以补充一个内侧桥接钢板。虽然必须等到术后10~12周之后负重，但是，切口一旦愈合，即可积极进行早期的功能锻炼。我们认为在伤后12~24 h的骨折，如果没有软组织损伤，又能达到解剖复位的目的，可以使用微创内固定术。Tscherne3型开放性骨折可以采用两步法手术：临时桥接外固定，然后内固定或者最终用外固定架固定（大多采用环形框架跨过或者不跨过踝关节）。植入物的选择应该依据软组织的状态和外科医师的熟练程度来确定。

五、并发症

胫骨Pilon骨折的手术治疗可能引起很多潜在的并发症。

（一）早期并发症

伤口并发症：在术后早期，最常见的伤口并发症是手术伤口浅表坏死，但没有裂开，可以采用标准的局部伤口护理进行处理。如果伤口红肿，可能需要系统性服用口服抗生素。如果手术伤口裂开，应该进行急诊手术清创。深部伤口感染也需要手术治疗。最终也许需要通过软组织转位或游离组织移植来进行修复，应该向熟悉该操作的医师咨询，采取合适的修复方式。

（二）晚期并发症

1. 慢性感染

Pilon骨折术后的迟发性感染或慢性感染，常与骨髓炎及手术内置物污染有关。通常不能保留内置物，还应该清除所有丧失活力和彻底坏死的骨组织。大块骨缺损可以用抗生素骨水泥占位器填充。

2. 骨折不愈合

Pilon骨折术后的畸形愈合或不愈合可引发重建术后的复杂问题。通常是Pilon骨折的关节面骨折已经愈合，而关节外骨折却出现不愈合或畸形愈合。如果关节面对位、对线良好，可以进行关节外畸形或不愈合的矫正。至于选择髓内钉、钢板或外固定架固定，则可依据从关节面到畸形部位的距离来确定。大的复杂畸形，尤其是累及软组织者，可以采用截骨后牵引成骨的方法逐渐矫正。对于关节内畸形愈合或不愈合者，需要细致评估踝关节的活动度。当影像检查无法提供足够用于手术方案制定和决策的信息时，可以用关节镜于评估软骨面的情况。关节内骨折的不愈合或畸形愈合的治疗一般需要保留其部分关节内骨折块。

胫骨Pilon骨折后最常见的长期并发症是创伤后关节炎。创伤后关节炎的影像学表现可能并不总是与患者的症状或所见的关节失能表现相一致。最终的创伤后踝关节炎最可靠的治疗是关节融合术。关节融合术后短期和中期疗效通常是好的，患者也反映疼痛明显减轻，步态改善。

第四节　跟骨复杂骨折

一、引言

跟骨骨折是跗骨区最常发生的损伤，其预后也相对较差。骨解剖结构的特殊和周围软组织的薄弱是这类骨折难以处理的部分原因。由于现代影像技术和不同手术方法的发展，这些损伤的预后在过去的几年里有所改善。本章节尝试总结最常见的要点。

二、骨的解剖和损伤机制

跟骨的功能是在负重过程中提供垂直方向的支撑和肌肉韧带组织的附着。跟骨复杂的解剖结构及其与上方距骨关节面的对应关系，在足行走过程中为踝关节的活动提供了合适的运动条件。

高处坠落是跟骨骨折最常见的骨折机制。距骨轴向负荷导致的跟骨骨折及不同类型的关节内骨折，其损伤情况取决于足着地的位置。所谓的分离骨折或初级骨折线出现在跗骨窦并从后侧方延伸至内侧壁，再到前外侧的吉森角（Gissane角）。它可以产生两个重要的可以区分的骨折块：后外侧和前内侧骨折块。不过，该骨折经常为粉碎性骨折。而继发骨折线可产生两种最常见的骨折类型：舌形骨折，该骨折横行起始，结束于后方的后结节；另一种为关节压缩性骨折，其继发骨折线可在结节的上方终止。

三、分型和影像学评估

在过去几十年中，影像诊断工具的进步有助于阐明复杂骨折的形态学特点。CT可以让我们详细地观察这些损伤，正确地判断预后。如果怀疑有骨折，一套完整的普通X线影像评估是必不可少的，包括足下垂位、正位、侧位和轴位。这4个普通X线影像可以帮助判断舌形骨折和关节压缩性骨折的差异，也可以帮助了解外侧壁骨折的移位情况。Bohler角可以在侧位片测量，为我们提供了损伤特点的最初印象。

虽然通过X线片并不容易判断分型，但可以区别是关节内还是关节外骨折。为了对骨折有一完整的描述，尤其是对可能手术的关节内损伤，也可以仅用CT进行评估。Sanders等所述关节内距下移位的特点，是基于骨折类型和冠状位后侧关节面的情况进行判断的。Ⅰ型是无移位的骨折，Ⅱ型是两部分骨折，Ⅲ型是三部分骨折，Ⅳ型是严重粉碎性骨折，其他亚型的划分根据骨折线与后外侧面及距下关节的情况来决定。

这种分型的使用非常频繁，但也有一些学者认为该分型还是难以获得满意效果。CT重建可以从不同角度评估所有的骨折块，尤其在轴位像上，还可以观察到继发的骨折线。

四、治疗

如果高处坠落的患者主诉非常疼痛，其所遭受的损伤可能较为严重。应该特别注意脊柱、双侧膝关节和双侧跟骨。一旦根据X线片诊断了骨折，医生应该尽可能减少患者的疼痛和患肢的肿胀。与软组织相关的严重并发症，如骨筋膜间隔综合征，也有可能出现开放性骨折。尽早抬高患肢和制动有利于控制这些问题。即便决定非手术治疗，几天后挤压小腿和早期活动也是有益的。

最初的平片应该足以判断骨折是否需要手术治疗，CT扫描只有在需要手术时才是必需的。虽然一些有残留症状的患者会出现功能障碍，但是，非手术治疗后的长期随访结果并不像平片所显示的移位程度那样糟糕。但另一方面，跟骨骨折能达到更好的解剖复位，其长期的临床疗效越好；对术后并发症的观察也发现，切开复位内固定术（ORIF）并没有影响其临床疗效。虽然不容易下手术决定，但是，有移位的骨折似乎可以作为手术指征，即Bohler角减小伴有足跟的变宽、变平，结节骨块移位>1 cm或成角>10°。近年来，Rammelt等报道称，虽然骨折的严重程度与长期疗效相关，但是解剖复位可以改善其最后的治疗效果。

虽然非手术治疗避免了与手术相关的并发症，但是，临床效果与距下关节的复位修复程度相关更密切。Parmar等认为，1年后两种治疗方法的治疗效果类似。尽管如此，Rodriguez-Merchan和Galindo在一项临床和影像学对照研究中，虽然强调了手术技术和充分复位的重要性，但他们观察到，手术治疗能够获得更好的疗效。类似的，Thordarson和Krieger在一项前瞻性研究中指出，手术能够获得更好的临床疗效和关节活动度。Buckley等在一项大的多中心研究中比较手术和非手术治疗，结果表明二者疗效相似。然而，他们重点强调了一些如代偿、女性患者是否倾向手术治疗等影响因素。但结果表明，骨折的严重程度和复位情况会影响其最终的临床效果。最后，Agren等观察到，手术和非手术治疗1年后的疗效相似，但手术治疗有一些长期获益，创伤性关节炎的发生率也较低。

一旦决定手术治疗，必须采用最好的手术技术。另外，还存在着采用有限还是扩大外侧"L"形入路切开复位内固定治疗的争论。在一项对照研究中，Weber等报道了二者相似的临床疗效，但经皮组相对于切开复位内固定组来说，手术时间更短，切口并发症更少，但是，扩大外侧入路并没有影响患者的远期效果。对于中度移位骨折，采用关节镜评估或者利用术中影像技术评估骨折情况，采用经皮技术也获得了良好效果。对于严重粉碎性骨折，为了骨折愈合，直接进行距下关节融合术是有指征的。最后，当创伤后距下关节炎非手术治疗失败时，进行距下关节融合术也能获得可接受的治疗效果。

第五节　桡骨远端复杂骨折

一、引言

掌握桡骨远端的解剖学知识对手术规划至关重要。典型的桡骨远端关节面尺偏角为22°，掌倾角为11°，桡骨高度平均为12 mm。桡腕关节是由月骨窝和三角形的舟骨窝组成的。在桡骨远端尺侧，乙状切迹与尺骨远端构成下尺桡关节（DRUJ）。它作为一个枢轴，允许腕部旋前及旋后。三角纤维软骨复合体维持下尺桡关节的稳定性。尺骨远端与腕骨不构成关节。

在Colles报道桡骨远端骨折之后的很多年里，治疗仅限于石膏固定。掌侧和背侧入路用于桡骨远端骨折治疗。标准的掌侧入路通过桡侧腕屈肌（FCR）肌腱和桡动脉之间到达桡骨远端掌侧骨面。延长的FCR入路可以从掌侧处理背侧皮质的粉碎性骨折及移位、近端骨块旋前，能使我们观察到桡骨远端背侧情况。背侧纵向切口有多种优势，包括显露桡骨远端、腕掌关节、下尺桡关节的背侧面、腕骨及伸肌腱。重要的解剖标志是Lister结节、月骨窝、第3掌骨、桡骨茎突、尺骨茎突。为更多的显露腕背侧的结构，包括桡骨远端和腕骨中部，可通过第3和第4背侧间室之间显露。

二、分型

分型系统用以分类损伤并指导治疗。这些分型系统应能可靠地为观察者提供具有可重复性的诊断，并能判断预后。关于桡骨远端虽然有多种分型方法，但却没有一种是完善的，主要原因是桡骨远端骨折的特征有很多种变化。有效的分型系统应该根据不同的骨折类型及损伤的严重程度进行分型，并能够指导治疗及判断预后。

（一）Gartland 和 Werley 分型

在1951年，Gartland和Werley注意到桡骨远端骨折治疗效果较差的比例很高。一个评价系统由此创建，它包含了关节内骨折并对它们进行了定义。大多数桡骨远端骨折都涉及关节内骨折，其中有1/3的患者对治疗结果不满意。创伤性关节炎又占其中的20%。

（二）Lidstrom 分型

Lidstrom分型发表于1959年，根据骨折线、远端骨块的方向和移位的程度及关节内或下尺桡关节受累的程度分型。

（三）Frykman 分型

Frykman在桡骨远端骨折中引入了尺骨受累。该分型关注下尺桡关节损伤及是否存在尺骨茎突骨折。此分型系统不考虑初始骨折的方向、粉碎及缩短程度，这对预测预后是非常局限的。

（四）Melone 分型

近年的分型系统大多数将关注点放在关节内骨折块上。Melone观察发现桡腕关节由4个部分组成：桡骨干、桡骨茎突、背–内侧骨块、掌–内侧骨块。这些骨块的范围和方向形成此分类的基础。此分型有五种基本骨折形态。

（五）Jenkins 分型

1989年，Jenkins在Malone的分型上加入了骨折线的方向和粉碎的程度。

（六）Mcmurtry 和 Jupiter 分型

在1990年，Mcmurtry和Jupiter将延伸到下尺桡关节或桡腕关节，同时移位超过1 mm的骨折定义为关节内骨折。

（七）Mayo 医学中心

Mayo医学中心提出了另外一种关注关节内骨折的分型法。该系统包括桡骨远端的特定关节面。

（八）AO/ASIF 分型

国际内固定协会研究开发了一个全面的系统，可作为治疗及预后的基础。该系统为每个骨骼及部位指定一个数字，并将骨折基本类型分为关节外骨折（A）、简单的关节内骨折（B）及复杂关节内骨折（C）。

（九）Femandez 分型

1993年，Femandez开发了一种复杂的系统，该系统能够通过观察骨折形态识别损伤机制。因为能够判断损伤的稳定性和合并损伤，所以它是一种很实用的分型方法。

三、手术指标

影响桡骨远端骨折治疗计划的指标可以概括为以下3个：骨折形态、骨折稳定性及其他情况。

（一）骨折形态

对于桡骨远端的关节外骨折，其目标是将骨折的各种参数复位到正常影像学下的表现，并维持到骨折愈合。生物力学的研究有助于确定复位后的影像学参数是否可以接受。

尺偏角的丢失或者桡骨短缩会增加月骨面承受的压力，使下尺桡关节分离，并引起三角纤维软骨复合体扭曲变形。无论是向掌侧或背侧，成角大于20°都会导致腕骨位置变化，向背侧的畸形愈合通常引起旋转畸形并导致前臂的旋前与旋后受限。骨折导致的位置异常经过漫长的过程最终表现为加速关节的退行性改变（创伤后骨关节炎）。

对于关节内桡骨远端骨折，除了正常桡骨远端的影像学参数，还应评估关节的协调性。多个研究表明，关节面不平达到或者超过1 mm会导致桡腕关节炎。但是桡腕关节出现创伤后骨关节炎，却与较差的功能没有必然联系。考虑到这些变量，制定出了合理的闭合复位指南：

1. 后前位片中，尺偏角≥15°。

2. 后前位片中，桡骨长度短缩≤5 mm。

3. 侧位片中，掌倾角向背侧成角<15°或向掌侧<20°。

4. 关节不平≤2 mm。

（二）骨折稳定性

如果骨折已经复位，且其位置按照前面介绍的相关参数是可以接受的，接下来的问题就是确定骨折是否稳定。如下一些影像学征象向骨科医师发出警示，该骨折非常有可能是不稳定的，并且通过闭合复位往往是不足的。背侧粉碎性骨折超过50%、掌侧干骺端粉碎、初始背侧倾角大于20°、初始桡骨短缩超过5 mm、关节内分离、合并尺骨损伤、重度骨质疏松症。

（三）其他情况

生活方式、精神状态、医疗条件、患者的依从性可以帮助决定手术的治疗方式。开放性骨折的手术治疗要求遵守已确定的治疗方案，并保证在行之有效的管理下进行。双侧桡骨远端骨折及合并同侧上肢骨折也需要手术治疗。无论桡骨远端骨折的类型如何，只要急性正中神经功能障碍症状持续或加重，就应通过手术固定骨折，并松解腕管。

四、非手术治疗

通过复位及制动的非手术治疗桡骨远端骨折仍然是最常见的方法。临床研究结果和生物力学文献表明，维持掌倾斜（正常11°）、尺骨变异（通常＜2 mm）及桡侧长度（通常为12 mm）可能是患者的骨折达到可接受治疗效果的最重要的因素。非手术治疗适应证包括患者目前骨折位置可以接受，或患者的骨折在复位后可以达到并维持在可以接受的位置。非手术治疗适应证对老年人也许可适当放宽，因为他们往往表现为脆弱骨质的低能量骨折，关节受累的情况更少。充分复位的桡骨远端骨折，需要定期复查X线片，以评估再移位和愈合情况。

桡骨远端骨折引起的并发症可能是多种多样的。最常见的并发症是神经卡压，其次是畸形愈合，其他并发症包括遗留手腕和手僵硬，拇长伸肌的磨损断裂及复杂性局部疼痛综合征（CRPS）。

尽管有大量文献报道了关于桡骨远端骨折的非手术治疗，但其结果仍然具有争议。不良后果中更常见畸形愈合，并至少包括以下情况中的一种：下尺桡关节（DRUJ）疼痛或尺骨茎突突出、腕关节桡偏、背侧成角、神经卡压或创伤后骨关节炎。

五、手术治疗

有两种主要手术治疗方式：经皮穿针及切开复位内固定术（ORIF）。

（一）经皮穿针

对于适合的骨折，经皮穿针可以是一种有效的选择。这种方法适合年轻患者和可以复位或已经复位的骨折，而且已经被证实其稳定可靠。对于老年骨质疏松症患者和严重粉碎性关节内骨折，这种技术的结果不太理想。对于骨折后存在显著缩短、掌侧皮质粉碎、骨折闭合复位失败及与桡骨背侧成角相关的再移位，经皮穿针都不是理想的选择。除了前面描述的非手术治疗中潜在的并发症外，还会出现一些与使用经皮穿针这种方法直接相关的并发症，如肌腱束缚、损伤或断裂，针的移位，神经损伤和针道感染。

一些研究已经证明，在经皮穿针和非手术治疗效果之间无显著性差异。对于不稳定的桡骨远端骨折，经皮穿针也被证明和外固定效果类似。这种技术可以为骨折提供足够的稳定性，并保护软组织和血管，减少患者的伤残率。与其他创伤更大的手术相比，能让患者更迅速地恢复功能。

（二）切开复位内固定术

此法对恢复正常的解剖学形态通常可以提供令人满意的结果。桡骨远端畸形愈合与疼痛、僵硬、握力薄弱及腕关节不稳有关。接骨板固定能更加确保移位的纠正并维持复位。在过去的几年，对于老人和年轻人的骨折都更倾向于手术治疗。

由于背侧安置接骨板并发症的发生率很高，掌侧固定已成为桡骨远端骨折的标准方法。掌侧支撑接骨板被用来治疗桡骨远端掌侧剪切骨折。对于正常的骨，甚至非粉碎性的骨质疏松骨的骨折，使用锁定接骨板并没有优势，可以使用普通的支撑接骨板。

固定角度的锁定接骨板设计增强了力学特性，与传统的非锁定板相比更能对抗成角运动。多轴锁定接骨板，允许每颗远端螺钉选择独立的入钉轨迹。被选择的螺钉有自己的轨道。螺钉和接骨板锁定这种结构的性质，甚至可以为骨缺损、骨质疏松的骨折提供固定，并允许患者进行早期功能锻炼。

使用掌侧固定角度的接骨板相比外固定及经皮穿针的固定方式，可以实现更早和更积极的康复，并更快重获功能。锁定板的另一优点是能够实现间接复位。

目前用于治疗桡骨远端骨折的内置物主要由不锈钢或钛合金制造。目前最常用的钛合金是Ti-6A1-7Nb和Ti-6A1-4V。与不锈钢相比，这些合金显示优良的耐腐蚀性、生物相容性、较低的植入物刚度及较低的应力遮蔽。

尽管掌侧锁定接骨板对于治疗桡骨远端骨折似乎是万能的，但它们也会有并发症。目前已经有文献报道了掌侧板的并发症。

六、并发症

在文献中报道的桡骨远端骨折并发症的发生率为60%～80%。最常涉及正中神经，其次是尺神经及桡神经。损伤越严重，骨折越粉碎，越容易出现急性腕管综合征，也有一些患者经历过多次闭合复位尝试才出现。腕管综合征较为常见，并且通常与肿胀和挫伤有关。如果症状重或有加重趋势，需要考虑松解腕管。在桡骨远端开放性骨折中少见，然而，在尺骨远端合并桡骨远端开放性骨折中相对常见。骨筋膜室综合征是较为罕见的并发症，但后果很严重。年轻男性患者的骨折是最危险的，因为他们常常有持续高能量损伤。许多因素都会增加移位的风险，包括年龄的增加、背侧粉碎性骨折和背侧成角的程度。

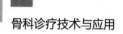

多发骨折及手术治疗骨折都存在感染的风险。使用克氏针固定的感染率高达33％。如果克氏针留置时间延长，感染的危险还会增加。内固定感染相对少见。不应使用经皮留置克氏针来加强内固定，因为这可以作为一个使浅表感染扩散到深层的组织和骨的途径。使用克氏针内固定时，桡神经感觉支特别容易受到损伤。

肌腱断裂可为早期或晚期并发症，其中拇长伸肌腱断裂最常见。据报道，在老人、妇女及心理素质较差的患者中出现复杂性局部疼痛综合征（CRPS）更为常见，以前则认为是反射性交感神经营养不良综合性。

桡骨远端关节内骨折发生之后的很多年，65％的患者可以发现有创伤后骨关节炎的影像学表现。骨折愈合后遗留桡腕不协调的患者中，有91％的比例可以在影像学上发现骨关节炎，而骨折愈合后关节协调的患者出现骨关节炎的发生率为11％。

第二章　创伤骨折治疗原则及技术

第一节　AO 骨折四项治疗原则的精髓

AO骨折固定四项基本原则，从字面上很容易理解和记忆。但要想从深层次认知和在临床每一例手术中都能充分体现AO四项基本原则难之又难。作者读了三十年，直到今天才略有体会，从医学哲学层面悟出一点点真谛。坚强固定这一原则的提出是因为简单骨折容易通过牵引复位。即使切开内固定也能在有限切开并最大限度保留血运的前提下实现解剖复位。而严重粉碎骨折，就现有复位技术很难达到满意的解剖复位结果。有时可能也是把骨块血运完全破坏后，勉强实现接近解剖复位，但严重破坏血运前提下的复位是极其危险的，是导致骨折不愈合，钢板折断的有害因素之一。

发展到今天，AO的四项基本原则的精髓都没有改变，即解剖复位、坚强固定、保护血运、早期活动。但是，实现四项原则的操作技术、植入物设计不断更新，越来越好地在临床应用中体现上述四项基本原则的内涵。对于骨干骨折使用交锁髓内针固定，医生如果能按原则操作实现闭合复位，有限切开完成手术，愈合效果极为乐观，这给复杂骨干骨折治疗提供了一种可靠治疗方法。在技术、设备、无创操作条件齐备，不扩大手术适应证，严格按解剖部位选择适应证的前提下，交锁髓内针固定骨干骨折是一种可靠方法，失败率极低，经过多年的临床实践验证，技术成熟，疗效可靠。从临床观察中发现，失败病例都是技术失误和扩大手术适应范围引起的。使用交锁髓内钉，锁钉的力学性能只是对抗旋转和防止肢体短缩。对于股骨干骨折只适用于中上1/3骨折（图2-1），髁上骨折是顺行髓内针的禁忌证。AO骨折治疗的精髓，到目前为止仍然是把保护骨折周围软组织和骨块自身的血供放在首位。远端骨折不如锁定钉板系统。基于对骨折直接和间接愈合的不同生物学和生物力学环境理解的不断深入，根据角钢板钉板一体稳定原理，设计出了锁定钉板系统，为骨折治疗提供了一种全新的治疗方法。从国内临床应用结果看，有人误读了设计理念，过分地强调了锁定的稳定性。在坚强固定原则下，完全切开解剖复位，把骨折复位得很完美。看似极其坚强的固定却在术后3~5个月内钢板折断，造成内固定失败。

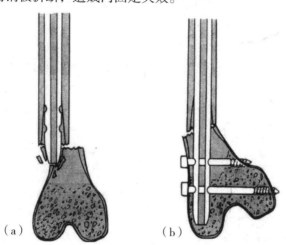

（a）髓内钉进入过程中的变位导致远侧皮质的粉碎；（b）不正确的对位及骨折远端髓腔宽大，将导致固定在一个成角的位置。逆行髓内钉的稳定性要好于顺行髓内钉，如果应用违背了髓内钉的夹板稳定原理，会有极高的失败率。

图2-1 股骨远端短的骨折块复位不良引起的问题

由此我们必须反思，AO观念的精髓是：

（1）涉及骨块数量少的相对简单骨折在保护血运前提下的解剖复位后坚强固定。

（2）复杂骨折在保护血运前提下的功能复位后弹性固定。

（3）最大限度保护骨折自然重建的生物学、生物力学环境。

简单骨折才能选择保护好血运前提下的坚强固定。复杂骨折追求的是保护好血运前提下的弹性固定。不只强调钢板的自身强度、刚度，目前提出的生物学内固定，仍然体现AO原则的精髓。

经过多年的不断探索，发现坚强固定绝对稳定的骨折，存在不小力学缺陷，如应力遮挡、骨折间隙大、刚性固定无应力刺激不利于外骨痂形成。因此目前生物学固定正朝两个方向发展，一种是采用桥接钢板，钢板有足够长度跨越骨折区，对严重长段粉碎骨折的折块不加任何固定，不做切开复位，实现间接复位，韧带整复导向，完全保留原始状态。这样使钢板承受的变形应力更为分散，降低了应力集中引起的钢板折断的风险系数。从力学上分析，螺钉远离骨折端3～5 cm是防止应力集中的最佳手段。对粉碎骨折适用，对简单骨折也同样适用。

螺钉在骨折线周围的间距加大是实现理论上的弹性固定原理，能够实现骨折端的微动，适当的微动应力刺激毛细血管生长。新骨形成在时间与空间上与早期不同力学环境直接相关，骨折区微动能后促进PG的释放，决定于接受应变量的大小。微动增加骨折局部应力，应力刺激骨痂生长。在骨折的治疗中，达到绝对稳定的苛刻条件很难，而相对稳定才是常态。相对稳定的结果是间接愈合，间接愈合对血运保护的要求更高，骨科医生必须引起高度重视。内固定物承受应力的能力是暂时而有限的，骨骼自身重建承受的应力是永久和无限的。骨折长期不愈合的结果一定是钢板疲劳折断。

直接愈合是有条件的。直接愈合的前提条件是加压后的坚强固定。关节周围松质骨骨折后，解剖复位拉力螺钉加压固定同时结合钢板的支撑固定给直接愈合创造了可靠条件。我们提出的三维交叉互连锁定固定关节内骨折，对股骨颈和转子间骨折实现了滑动加压和交叉锁定支撑固定的两种力学特征。对于股骨髁间、髁上骨折最突出的力学特征是要求实现三角支撑固定整体合力稳定原理。

解剖复位是坚强固定的基础。折块之间的加压是AO技术的核心。保护血运，锁定钢板三维重建弹性固定是生物固定技术的精髓。有智慧的医生是给骨折自然重建创造最理想的生物学和生物力学愈合条件，而不是像人工关节完全替代；不是追求绝对稳定而是相对稳定；不是单一强调一种固定物的单一坚强固定而是三维支撑联合锁定弹性固定。

骨折从AO到BO的治疗进展演进过程如下：

20世纪60年代末开始，瑞士医生M.E.Muller开始了AO-BO体系的传播，1958年他与H.Willenger、M.Allgower、R.Schneider等四人在瑞士成立了内固定协会（AO），这也是现代骨科内固定理论的开始。他推进了现代骨科发展，设计发明系列骨科手术基本器械，如骨刀、骨凿、螺钉等。他还是人工髋关节置换的先驱。William Arbuthnot Lane是英国最出色的外科医生之一。他首创在"不接触技术"下用钢板固定骨折的内固定技术。Lane通过在骨折处完全暴露碎片，使骨折端达到精确复位并长期固定，以恢复其解剖位置。他使用银线、螺钉固定，加金属板固定，是真正使内固定成为一项实用技术的人。他发明的内固定技术，开创了骨折治疗的新时代。

由M.E.Muller、M.Allgower、R.Schneider和H.Willenger领导建立的研究骨折内固定的学术组织AO/ASIF，研究用内固定治疗骨折的适应证及骨折、截骨术和骨不连的治疗中内固定生物力学的改进。AO学者认为对于骨折愈合来说，稳定是第一位，因此他们在解剖复位后用坚强内固定消除骨折间的移动，并提出骨折一期愈合概念。AO将固定物区分为折块间加压作用、夹板作用、支撑作用三大类固定物。解剖复位是坚强固定的基础，折块之间的加压是AO技术的核心。固定后不仅可以进行早期功能锻炼，甚至得以早期使用。严重的缺陷是应力遮挡和与固定物紧密接触的皮质骨的骨质疏松，导致去除内固定物后再骨折。牺牲局部的血运，强行获得解剖复位是导致失败的根本原因。在对AO技术进行了全面的反思和研究探讨后，AO学者提出生物学固定概念。其主要理念是"寻求骨折稳固和局部软组织完整之间的一种平衡"。不强求解剖复位，尽量不干扰骨折局部血运，使以生物力学为主的AO治疗原则，转化成以生物学为主的BO治疗原则，但这种转化绝对不是替代而是必要的补充和发展。这种变化是思维理念转化，医生只能促进疾病的自然康复，为康复提供更理想的条件。

生物学内固定没有完全改变切开复位的前提，改变的是接骨板与骨折面接触上的设计。这种接骨板与骨折面接触上设计有所不同，目前不成熟的有Woo非坚强内固定概念及Uhthoff骨折微动概念。比较成熟的四种较流行的BO固定系统是：

（1）有限接触动力加压接骨板（LC-DCP）系统：由Perrein在AO基础上发展的新接骨板，称为有限接触动力加压接骨板（LC-DCP）系统。通过凹面减少接骨板与骨皮质的接触，据称能够达到养活接触面的50%并有利于操作，能达到良好的骨愈合率的短期疗效。但对骨折血液供应改善、预防再骨折的作用有待商榷。

（2）点式接触内固定器（PC-Fix）系统：这是Perrein设计的另一个接骨板，称为点式接触内固定器（PC-Fix）系统。点状与骨皮质接触是一种简单有效的固定。

（3）锁定加压接骨板（LCP）系统：结合传统动力加压接骨板和锁定内固

定系统的优点设计锁定加压接骨板（LCP），联合使用了偏心加压孔和圆锥形螺纹孔。偏心加压孔产生轴向加压，用拉力螺钉把远处的碎骨块加压固定于骨干上。圆锥形螺纹孔和带螺纹的螺钉锁定，维持钉板角稳定性。适合复杂关节部位骨折，尤其是干骺端区域和复杂骨折及翻修手术使用。

（4）微创接骨板系统（LISS）：基于AO/ASIF"微创手术"原则的生物内固定系统，称为微创接骨板系统（LISS）。闭合复位后在定位器的引导下，插至骨膜外，拧入自攻自锁单皮质螺钉固定，是优良而安全的新技术，用于股骨下端包括关节内外所有的骨折。但完成手术的操作技术看似简单实则极其复杂，所需学习周期很长，要求配套工具齐全，术中要数次C臂透视，观察复位和固定情况。

在多年的实践中，确实证实了若干相当复杂的骨折，经AO技术处理后，获得了前所未有的疗效，但同时也陆续发现了一系列致命的缺点。首先是若干骨干骨折即使按AO的原则进行了"坚强固定"，实际上也难以达到目的。不仅无法早期使用，甚至连早期功能锻炼都需极其慎重。其次，自临床上连续出现加压钢板固定的骨干骨折愈合后去除钢板而再骨折的报道以来，人们对一期愈合开始反思。先后提出应力遮挡的概念，以及钢板下皮质骨因血供破坏而出现哈佛系统加速重塑，并在临床表现为钢板下的骨质疏松的论据。

在这些基础上，AO学派从原先强调生物力学固定的观点，逐渐演变为以生物学为主的观点，即BO治疗原则，一种生理的、合理的接骨术的观点。使用金属内固定器材治疗骨折约有近百年的历史，但只是在21世纪初无菌技术开展以后，这种方法才逐渐为人所接受。随着工业的迅速发展，无菌技术的不断提高，和手术操作的日益完善，内固定的方法和器材已有了很大的改进。自20世纪70年代以来，由瑞士M.E.Muller、M.Allgower、R.Schneider和H.Willenger倡导组成的AO学派，在骨折治疗的观点、理论、原则、方法、器械等各方面建立了一套完整的体系，影响遍及全球。临床实践确实获得了很大的成功，尤其是对于复杂的骨折，更加显示出了前所未有的优良效果。但同时也出现了一系列新的问题，引起广大学者的重视，并进行了若干探讨和改进。

我们是站在先辈和同道的肩膀上进步的，取得的一切都是师承的，我们的直接经验少之又少，要做创新一定是难之又难，可以说是难于上青天。但是，只要能全面理解前辈、同道学术思想的理论基础和实践经验的灵魂，实现创新也不是

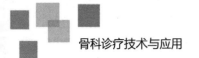

完全不可能的。AO、BO及现在的所有骨科治疗方法，涉及的内固定及器械应用都有其缺陷和局限性，发现它并按照骨折治疗原则去改变它，我相信一定能出现具有更好功能的内固定物和器械。我们正在努力。

第二节　骨折固定经典原理

骨折的固定最经典的原理即夹板固定和加压固定原理。体现夹板固定这一种原理的有许多固定方法：常用的是中医的木制夹板，西医的石膏夹板，钢板、髓内针，还有外固定架，其力学作用也相当于夹板的作用。为什么现在应用体外夹板和石膏固定变少了？理论依据是由于夹板到骨干的距离大，对一些肌肉丰厚的部位，不能完全控制成角、旋转和短缩畸形的发生，往往造成骨折畸形愈合。但某些特定部位又很适合夹板石膏固定，代表是桡骨远端骨折、踝关节骨折、胫腓骨骨折等，这是由骨折内在稳定性决定的。尤其是小腿骨折，外固定架和夹板有时都适用，只要恰到好处都能达到无畸形的骨折愈合。

石膏无法取代内固定的致命原因是有时骨折成角、短缩和旋转都不能控制。钢板固定后螺钉加压产生摩擦力是提供稳定控制旋转、弯折和短缩的机制，其负面效应是压迫骨膜引起缺血影响血运重建。髓内针不加锁是靠长度和骨壁的摩擦来控制弯折和旋转及短缩，由此，抗短缩作用很小。这是为什么现在发展为交锁髓内钉的力学依据。但交锁后由于轴向滑动消失，如果开放复位对位不良，折线开大会引起骨折不愈合。最新设计的滑动孔锁钉解决了静力锁定的力学缺陷，滑动孔设计具有不可替代的力学作用。当骨折固定后3～6个月，仍有骨折线开大不愈合时，拔除静力孔锁钉实现轴向加压，一定能促进骨折愈合。临床已经验证，这种交锁髓内针治疗干部骨折具有不可替代的结构力学优势，称为静力动力可转换型髓内钉，给临床医生提供了完美的结构设计，给患者带来了福音，为特殊骨折、陈旧干部骨折提供了最优化的固定方法。

"螺钉跨越骨折线三角支撑整体合力稳定原理"：置于骨干一侧的钢板不能完全承受肢体活动或持重的全部负荷。因此，如何使钢板和螺纹钉结合成整体来共同对抗负荷下的弯折力，是钢板结构设计的力学基础。我们在这方面做了研究，设计出了交叉锁定钢板，用 $\varphi = 6.5 \sim 7$ mm 的松质骨螺钉与骨干和钢板成小于150°斜形穿入，螺钉通过钢板又通过骨折线，"钉–板–骨"形成一体，共同对抗弯折力，螺钉分担了大部分弯折力，明确减少了钢板的负荷，保护了钢板防止反复受到弯曲应力集中一点作用，从根本上防止了钢板折断，称"钉板组合多钉交叉内固定"。这种组合必须有1～2枚 φ 6.5 mm或 φ 7 mm螺钉通过钢板150°强斜"跨过骨折线"。必须明确一点，内外固定的基本作用不是替代而是连接，因此，不能只强调坚强，而必须重视保护血运，让骨折早期愈合来保护固定物。不正确应用内固定是造成内固定应力增大的重要原因。有人提出"一个差的医生的作用，大大超过一个金属学家"，足以说明医生合理应用内固定的重要意义。150°强斜穿入 φ 6.5 mm或 φ 7 mm松质骨螺钉"跨越骨折线"还有一个重要力学作用，钉板骨连接后相当于钉骨锁定，能有效对抗骨折端的旋转应力。这是 φ 4.5 mm螺钉垂直固定钢板无法替代的力学作用，由此，增加螺钉实现组合固定是对现有钢板与普通 φ 4.5 mm皮质骨螺钉结合固定的力学缺陷的有效补充。螺钉组合空间结构改变后必然增加整体稳定性。

应用锁定钢板在骨干部位一定要完全依据AO骨折固定原理来完成，才有可能实现好的愈合结果。锁定板在骨干部体现的力学优势很少，偏偏又增加了应力集中一点的力学缺陷。对于骨干部有蝶形骨块的骨折，如果是选择锁定板固定，这种折块加压螺钉可通过钢板孔，也可不通过钢板孔，这是根据折线方向来决定螺钉的方向和入点。以对折块实现最正确的加压为前提，缩小骨折间隙增加摩擦力，增加内侧抗压能力，增加骨块自身的支撑作用，必然减少钢板的被弯折力。有一点也必须强调，有蝶形骨块的骨干骨折患者，早期不能过分负重，否则很可能引起钢板折弯或断裂。

经过数十年的总结，临床数百万例的应用完全证明，加压是骨折固定的经典原理和技术，是得到最大稳定性的最安全有效方法，适用于所有骨干、干骺端和关节内简单类型，内在稳定性容易恢复的骨折。

临床中加压复位的前提条件是在最大限度保护骨折局部血运前提下精准的闭合或切开间接解剖复位，牢靠稳定的固定以利于早期功能锻炼。加压技术的最佳效果是能让骨折直接愈合。对于骨干的横行骨折使用加压接骨板，中间预弯使钢板对侧皮质紧密接触，实现术中的即刻加压。因为骨折间隙拉力螺钉实现骨片间加压，需要中和钢板保护，其达到的是绝对稳定的固定。但加压力只有超过功能牵拉力才能维持加压作用，钢板与骨骼间的摩擦力只有在大于剪切力时才能与之对抗。拉力螺钉是实现折块间加压的最佳固定方法，技术成熟、应用广泛，但也要求医生理智应用，按原则和正确方法应用。螺钉螺纹的直径大小、螺距大小和螺纹深度决定其拉力大小，因此，要在条件允许的前提下尽量使用直径大些的螺钉。拉力螺钉既有固定作用，又有复位作用，如果和钢板优化组合，其力学作用更大，而且能分担钢板的抗弯折应力。这是多钉交叉钉板组合设计的力学基础，聪慧的医生能让各自力学性能发挥到极致。

静力加压固定原理：最常用的是松质骨拉力螺钉，全螺纹皮质骨螺钉通过特殊的操作也能实现加压作用，可单独使用也可通过钢板孔实现加压作用。

动力加压固定原理：动力加压就是植入物能将生理应力的张力长期转化成骨折端的加压力。只有术后能实现动力加压结构的是非带锁髓内钉。

动静力组合加压固定原理：既能实现术中静力加压，又能实现术后动力加压，其代表是张力带。

动力加压对骨折愈合有极好的促进作用，尤其是在交锁髓内针静力固定不愈合时拔出静力锁钉，保留动力锁钉改为动力固定都能在重力作用下缩小骨折间隙，刺激骨折实现正常愈合。DHS动力髋螺钉是体现静力、动力组合加压功能的最佳结构设计，12 mm直径的空心螺钉其拉力之大不可替代，既有静力加压功能，又能实现术后长期在肌力作用下的动力加压。DHS的设计原理将指导任何股骨近端内固定物结构的设计。只有反转子间骨折才是DHS的禁忌，张力带技术也是体现静力、动力组合加压原理的重要方法，比如克氏针结合钢丝形成的张力带、螺钉结合接骨板形成的张力带，实现整体稳定性是肌肉的收缩或是功能负荷（持重后）骨折段钢板置于张力侧所产生的偏心负荷结果。内固定将张力侧的张力转化为压力侧的压力，从而实现动力加压。必须强调的一点是张力带固定的一个重要条件是压力侧骨皮质完整。骨皮质自身能对抗压力，这样才能使动力作用下的张应力转化为压应力，如果是骨缺损，对侧骨皮质缺少支撑的结果是钢板的应力集中，是迟早会发生钢板折断的，此种类型骨折要么选择髓内针固定，要么选择三维交叉互连锁定钉板组合固定，但最好还要使用结构植骨填充骨缺损区，使内侧骨骼形成支撑作用。

骨折内、外固定技术的经典原则：无论是内固定还是外固定，都该是复位在先临时固定在后；无论是采取何种临时固定技术，都必须在理想或解剖复位并临时固定可靠后再永久固定；固定的难点不在固定本身，而完全体现在令人满意的复位技巧和可靠的临时固定技术的全过程。用文字永远不能完全描述出来，直接复位时可以利用内固定器材辅助复位。

一、外固定方法

（一）外固定的种类

1.单边型。金属骨针从肢体的一侧进针，并穿透对侧骨皮质，固定夹采用万向节和连接杆连接，在肢体一侧固定。结构简单，使用方便。单边型又分为单边单平面和单边双平面构型。单平面型的稳定性及抗旋转能力较差，双平面型的稳定性及抗旋转性优于单边型。

2.双边型。金属骨针从肢体的两侧进针，于肢体两侧进行固定。这种外固定器目前已很少使用。

3.半环型。呈半环形，安装在肢体一侧，可多向穿针，既能牢稳固定，又兼有复位的作用。本外固定器的组装步骤是先在选定的穿针平面于25°～45°交叉穿放克氏针2根，紧依钢针将稳定弓套放于肢体，再用螺杆与螺母将各稳定弓连接固定，最后用钢针固定夹通过弓槽将克氏针牢固固定。成年骨折病人用2～2.5 mm直径克氏针，儿童用1.5 mm克氏针。

4.全环型。环形架呈环形，把肢体完全环绕，可多方向穿针，但不如半环架简便。

（二）适应证

单臂外固定架最常用，它的结构特点是单边固定，稳定性有限，由此，只适合小腿、前臂和上臂的固定。股骨干部位骨折，可认为是禁忌证，多年来应用结果证实其失败率很高，尤其是切开复位应用此架失败率极高，目前在绝大多数医院已弃用。

全环型外固定架的适应证很宽，前提是完全掌握原理和规范的操作技术，才能达到理想的治疗结果。

二、骨折固定的基本力学原理

（一）张力带固定的力学原理

符合张力带原则的动力加压固定方法每个偏心位承重的骨骼都承受弯曲应力。典型应力分布是在凸侧产生张力，在凹侧产生压力，为使偏心位承重的骨折

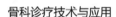

能恢复承重能力必须将接骨板置于张力侧，同时骨骼本身能接受轴向加压。股骨骨折固定后承重时，身体重力线落在骨干内侧，造成向外侧弯曲的应力，外侧为张力侧，因此，应在外侧行钢板固定。

胫骨则不同于股骨，负重时身体重力线与胫骨轴线的关系，在负重期不断改变，张力侧也随之而改变。如从肌肉作用所造成的弯曲应力考虑，则在胫腓双骨折时，多向内成角，内侧为张力侧，而在胫骨单骨折时，则相反。骨端的撕脱骨折如尺骨鹰嘴、内踝骨折及髌骨骨折，其张力侧更为明确，髌骨骨折在膝关节进行伸屈活动时，其前侧分离，即为张力侧。违反张力带原则的内固定，只能加重其移位趋势。髌骨和尺骨鹰嘴骨折，张力带固定克氏针方向是有规定的，不要平行骨干进入髓腔，而要向前或向后成角约10°～20°，让克氏针从皮质骨穿出少许。另一个原则是钢丝成2段"8"字双结固定，不仅更紧张可靠，又不易引起钢丝断裂，受力均匀，压力平衡。尺骨鹰嘴骨折操作技术简单，即使是低年资医生手术，失败率也极低。但是简单中也有技巧，再简单、再好固定的骨折也该按手术原则完成手术。违背原则就可能引起手术失败。简单手术也有因操作技术而失败的。髌骨的骨折张力带固定双克氏针时平行间距要足够，双针的入点和走形最好平行于关节面且与之距离5 mm，先用尖嘴复位钳加压复位，这是经典原则和方法，能指导每一例手术的操作技术达到理想化。每一例都做到了吗？如果没有，即使达到了好效果，也不是原则上的最佳状态。

克氏针钢丝捆扎，体现的是张力带滑动加压固定原理。

从经典张力带固定中，揭示了经典的穿针技术，入钉点和方向以防止骨折关节面移位为原则，双针或双钉平行且穿出钢丝对侧的骨皮质，在骨折线区域贴近关节面5 mm距离最佳。如果双针离关节面太远则很可能在张力下使关节面一侧折线呈现"V"字开大。上述技术是经典原则，但是操作细节经常被忽视，如术后不敢让患者早期活动，更有甚者给患者石膏固定2个月，结果骨折是愈合了，关节也僵直了，同样是失败手术，应该引起重视。另外双针要有一定的间距，同样需要优化空间构型。

（二）钢板固定的力学原理

1.中和平衡支撑钢板：普通加压钢板结合螺钉固定。螺钉保护钢板，钢板保护螺钉。是最常用的固定方式。

2. 钢板的平衡支撑作用

钢板自身的支撑作用：所有类型的钢板结合 φ 4.5 mm松质骨螺钉都具有这种支撑作用。它的支撑作用更具体体现在加压后的摩擦力，不能有折块加压功能，因此这种固定是平衡固定。螺钉的数量在股骨一端最好是4个，肱骨、胫骨3个。尺桡骨最少2个以上，而且钉距不能太近，距离骨折线也最好别太近，要求钢板别选太短，长板、多钉，控制好钉距，才能实现钢板最大的力学支撑作用。

中和钢板使用的原则：长板、多钉、钉距合理，根据骨折部位、类型选择钢板长度。总的原则是宁长勿短，此点在临床上常被忽视。在切开复位内固定时多选择短板，这是存在失败风险的做法。无论是切开复位，还是闭合复位，固定钢板的螺钉数和钢板的长度，一个不变原则就是宁长勿短。对骨折的稳定性，钢板的长度极其重要。钢板短了，螺钉密了，是造成应力集中最直接原因。临床中钢板短，则必然把螺钉拧到和骨折线很近的部位，而且又很紧密，这样一定是应力集中在某一个孔，极有可能造成钢板折断。

骨干部骨折有蝶形骨折块的，这种骨折类型必须充分发挥好折块加压作用和钢板的支撑作用。钢板也是宁长勿短，在钢板对侧蝶形骨块两边折线应远，最好是使用3~4枚螺钉，螺钉距离蝶形骨折线的距离至少要有2 cm，这样的距离能让应力分散到比较长的一段钢板上，而非集中到一个钉孔处的一点，能明确减少断板的概率。这一点在过去时常被忽视，没有很好理解和正确应用。今后要理解其重要性并在临床中正确使用。现有钢板无论是加压钢板还是锁定钢板的设计都缺少一个折块加压功能。在骨折中心部位由于钉孔小且钉孔的距离恒定，不能让螺钉发生0°~80°的自由改变。由此，限制了螺钉实现折块间加压，勉强实现加压的因方向改变很小，也没有满足折块间加压基本条件，从而达不到折块加压的最佳力学效果，致使通过钢板螺钉孔实现的折块间加压，又使应力集中到某一特定螺钉孔。这是现有钢板结构设计的致命缺陷。上述结构力学上的设计缺陷能不能改？我们已做了尝试：把骨折线区域钢板螺钉孔做成长滑槽，这样螺钉可以根据折块加压原则，自由选择入点和方向实现最佳的折块加压固定；钢板中央的滑槽使钉的分布间距扩大，且不使应力集中到一点，而且，长距离分散分布，由此，从结构力学上防止了应力集中引起的钢板折断；滑槽的另一个独特功能是在手术中还帮助骨折复位，因为滑槽钢板有推挤复位作用。

3. **钢板的弧度结合螺钉联合支撑固定原理**：最具代表的是胫骨行T形、L形钢板。用 φ 6.5 mm松质骨半螺纹加压螺钉通过钢板一端的加压孔，完成折块间加压。完成关节内骨折解剖复位，使用拉力螺钉加压固定非常有作用。拉力螺钉不只是起到加压固定作用，通过拉力使骨折块相互嵌压，骨折间隙缩小到肉眼看不到的程度。因为干骺端是松质骨，加压复位对缩小骨折间隙极其重要。胫骨平台和股骨髁除了因拉力螺钉实现加压复位外，术中在使用拉力螺钉之前，最好使用骨折复位钳，或大号尖嘴复位钳解剖复位后加压固定，但此复位钳尖端最好要卡压在不影响钢板置入位置；或一侧尖端卡在钢板的一个孔内再用力加压，这是手术操作细节，也是关键技术，它决定手术成败。复位方法有时比固定方法更重要。

4.加压支撑钢板：加压孔的接骨板静力加压后体现的张力带静力动力、加压固定原理。

5.桥接跨越弹性支撑钢板：其代表是波形钢板。

钢板桥接平衡弹性固定螺钉分布的力学原则：凡是复杂多块多段骨折由于自身骨块的复杂性，已经不能实现加压固定时，用加长钢板固定称为桥接平衡弹性固定。具有不同夹板功能的钢板的作用是一致的，只能减少而不能消除骨折块间、骨折端间的弹性运动。有限可控的弹性运动是刺激骨痂生长的，反之过大的移位对骨痂生长有害，而内固定物的钢板太大也不利骨痂生长。

桥接钢板固定技术核心是指固定骨折两端骨干而不对骨折游离段过多干扰，以最大化保护骨折游离段血运。无论钢板的结构功能如何不同，只要按照桥接钢板固定技术核心固定，此时钢板的作用都是桥接弹性固定，复位和固定经典原则核心技术不同能改变的固定作用，既能增加稳定性又能降低稳定性。足够长的钢板和合理数量、合理长度、合理分布的螺钉共同决定整体稳定。骨折块间加压发挥的就是骨皮质的钢板作用，重视的就是骨折自身解剖复位后的内在稳定性。内在稳定和外在稳定共同构成最终的整体稳定。

起夹板作用的钢板内固定骨折的最理想状态取决于骨折线两端接骨板的力臂长度，对于股骨和胫骨，选择钢板宁长勿短，而且还要按力学原理去分布螺钉的间距，给实现弹性固定留有一定的工作长度。因此，离骨折线最近的两枚螺钉要有足够的距离。离骨折线最近的两枚螺钉的距离越大，应力分布越均衡。越小越使应力集中一点，接骨板增加变形折断危险。现有接骨板钉孔均匀设计，即使扩大了钉距，增加了力臂，减小了弯折力，也会使应力集中到一个钉孔，因为某一钉孔必然是应力集中点。均匀钉孔设计分散应力是有限的。

6. 螺钉桥接跨越骨折线弹性三角支撑固定。

7. AO钢板。

三、锁定钢板也称内固定支架

这是全新的固定技术，在原则上兼顾了外固定架和内固定钢板的共同原则，其既有钢板的功能又有外固定架的功能，但实现微创操作的技术难度远远超过外固定架，对辅助配套器械的要求极其严格，完全掌握其技术精髓需要专业培训和长时间的临床实践经验积累。

狭义的夹板是中西医手法复位外固定的夹板，包括木制的夹板和各种不同材料做的石膏夹板，而广义的夹板还包括外固定架和内夹板，其中有普通髓内针、克氏针、交锁髓内针、普通接骨板、锁定接骨板。只要是夹板功能，其固定就是一种相对稳定，就应该按照各种相对稳定的固定原则在临床应用上选择合适的适应证。其共同特点是弹性固定，相对稳定是联结桥接不是刚性替代，其稳定性是靠肌肉韧带的紧张和骨折块连续恢复内在稳定性与夹板二者共同完成的。

锁定夹板广义上包括交锁髓内钉和锁定钉板系统还有外固定架，分为内锁定夹板和外锁定夹板。理论上，内锁定夹板的稳定性高于外锁定夹板。也就是越接近骨髓腔越稳定，因此证明，交锁髓内钉固定股骨干中上部骨折的稳定性高于锁定板。但是髓内钉的稳定也取决于骨折端距钉的两端的距离，由此推断干骺端近关节周围骨折，仍是锁定板的稳定性高于交锁髓内针，这种理论依据完全揭示了不同固定方法的适应证不同，其中对于近端骨折，螺钉的位置、数量、长度和空间构型对稳定性影响最大。因此才设计出三维交叉互连锁定钉板系统。影响稳定的因素不仅决定钢板自身的强度，还决定钉板优化组合后多钉的空间构型。干骺端经过钢板150°强斜穿入空心拉力螺钉，在股骨近远端实现着独特的加压复位和支撑作用，对股骨近远端骨折内在支撑作用更有力学作用。关节复杂粉碎骨折适合锁定夹板固定，这是基本的指导原则，具体选择完全根据骨折部位类型、医生经验、医院设备条件等而定。夹板固定是植入物长段跨越骨折区域，目的是维持解剖力线、恢复长度、纠正旋转和成角畸形，实现骨折间接愈合。由于骨折愈合前植入物承担主要的载荷，要求医生指导患者做适当的功能锻炼和延迟持重时间。

锁定板选择长板还有一个重要的生物学因素就是不在骨折局部切口，而是跨越折端一定距离后切口，这样完全保护了骨折的原始血肿。血运是弹性支撑固定实现骨折正常愈合的必备条件。但是锁定板固定也给骨折不愈合埋下了种子，不愈合早晚会发生钢板失效、折断。两段切口在上臂前侧将桡神经完全避开了，从根本上防止了桡神经损伤，是经典手术入路、经典微创方法，对将骨折端完全显露提供了一个途径，此入路切开也是安全入路。

第三节　髓内钉固定的基本力学原理

克·金切尔（1900—1972）被称为"髓内钉之父"，是发明髓内钉这种固定技术的德国医生。他从动物实验的结果得出"对于骨折愈合，除了断端需要一定强度的固定，同时还有一定程度的微动最利于骨痂形成，如果断端过度活动将会形成假关节；无微动则无外骨痂，骨折愈合不坚固"。这一新的骨折愈合理论与AO坚强内固定骨折愈合理论的冲突最终导致上述BO理论的出现。1939年，克·金切尔基于自己的研究成果实现了西方骨科历史上第一次股骨干骨折切开复位髓内钉固定手术，设计了"V"形、梅花形髓内钉，以及后来的带锁髓内钉、髓腔扩大器。

一、髓内钉固定体现的是夹板原理

有三种基本方式：克氏针、普通髓内钉、交锁髓内钉。

这三种内固定物的共同点是穿入骨髓腔，是长管状骨干部位骨折的一种经典可靠固定方法，只要适应证和操作技术正确，其固定效果非常可靠。尤其是近年来被普遍应用的交锁髓内针，对多段、长距离的干部粉碎骨折起到了不可替代的作用，其代表是重建髓内钉。非常适用于转子间到股骨髁上10～15 cm处的骨折，固定效果好。由于设计成了交锁钉，而且上方锁钉穿入股骨颈，从结构力学上扩大了适应范围，因此，称之为重建交锁钉。它的力学作用不只是髓内夹板作用，还有外固定的螺钉支撑作用。由此，完全实现了防止肢体短缩，又实现了有效抗旋转，两组锁钉间的距离很大，再坚硬的主钉在持重时轴间力的作用下，也有弹性活动，这样又实现了理论上的弹性固定和骨折端的微动。一个加压滑动孔的设计，3～6个月后如果发现骨折延迟愈合，去除一个静力锁钉后，实现轴向滑动加压能促进骨折愈合。但如果扩大适应证，其力学优势完全丧失，也必然出现灾难性的失败后果。

二、股骨干交锁髓内钉内固定原则

1.交锁髓内钉从理论上分析，其适应证比普通梅花针适应证要多，但也不能随意扩大适应证。对于近关节的骨折，锁钉的力量有限稳定性明显下降，是出现并发症的主要原因，违背了设计者的初衷。股骨下端距膝关节面15 cm股骨近端小转子下缘以下，即常说的股骨中上段。这种解剖部位是交锁髓内钉手术适应证选择的金标准（图2-2）。

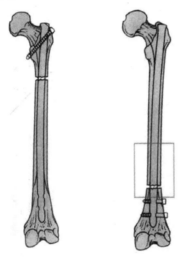

（a）髓内钉动力化示意图　（b）股骨下1/3骨折不适合髓内固定

图2-2

2.髓内钉的闭合穿针对手术设备、技术要求很高，必须具有好用的牵引床；图像清晰的C臂机；技术熟练的医生，并且要不厌烦手术中闭合复位数次的C臂机透视，闭合技术难度大，手术用时长，X线照射次数多。三种条件都具备，才可行闭合手术。

但实际工作中，绝大多数医院的绝大多数医生都是切开复位内固定，由此要求无菌要严格，剥离要尽量少些，不要扩大适应证，股骨干中上1/3永远是交锁髓内钉的最佳适应证。交锁钉自身稳定很有限，髓腔骨壁内夹板作用是稳定的重要条件。

3. 对于骨折延迟愈合病例，适时拔除静力钉，保留动力锁钉能刺激骨折愈合，这已经在基础研究和临床应用实践中证明是可靠的，拔除时间在3~6个月或6~9个月都正确，只是需要通过X线片看到有骨折线开大，有不愈合迹象时再拔除静力钉。

任何一种固定物都有优缺点，当你选用时，首先要知道该方法的优点是什么，缺点有多少，有多少失败率，失败是器械设计原因还是技术原因，尤其是全面掌握了失败原因，并掌握了防范失败的有效措施后再选择用于临床，此时失败的可能性会大大减小，这一点千真万确。我们要尽量回避任何一种固定物的设计缺陷，也要充分发挥任何一种固定物的设计优点。设计缺陷和技术缺陷的加法结果很可能是失败。当我们不能改变器械设计缺陷时，就去权衡选择极少有结构设计缺陷的内固定物。

任何一种植入物的创新设计都是通过改变结构来改变功能，还必须保留经长期临床实践和实验研究验证了的"放之四海而皆准"的正确原理。方向对了就不怕路远，方向、原则错了就越走越错，越走越远。

第四节　生物学固定原则

近期的研究引发了骨折固定原则的根本性转变以及技术和观念的革新，其中生物学固定代表了新的理念。现在，人们对骨折愈合的方式有了深入的理解，也深刻地认识到软组织在骨折愈合过程中所起的重要作用。由于对骨与植入物的相互关系有了更深入的理解，并且认识到维持稳定性和生物学功能之间平衡的重要性，生物内固定应运而生。生物内固定的原则是通过间接复位技术、合适的手术入路以及骨与植入物的合适接触，将骨生物环境的破坏降低到最低程度。虽然可以使软组织损伤最小化，但这也意味着骨折复位不是那么精确、固定不是那么坚强，而是更具弹性。

100多年前，Lane（1856—1938）首先倡导在处理软组织时采用特殊器械和"无接触技术"，因为他认识到对于骨折愈合来说软组织的条件与良好的力学条件同样重要。今天，生物内固定的理念建立在稳定性和生物学的完整性相互平衡的基础上。生物内固定的原则是使生物环境的损伤最小化，创伤最小化。代价是降低了复位的精确性和固定的坚强程度。间接复位和纯粹的内夹板固定（基于相对稳定的原则）有助于骨折块保持活力。间接骨折愈合的时间更短，愈合后更可靠、更牢固。只要创伤没有导致骨折块血供完全丧失，这种生物内固定的方法就能奏效。如果骨折块的血供完全丧失，骨折固定还是需要足够的稳定性。骨折固定后的整体合力稳定是多种稳定因素的平衡，如钢板的强度、螺钉的直径、空间构型、数量，还有骨折复位质量即骨折自身的内在稳定性和恢复程度都影响整体稳定性，缺一不可，都要实现最大化。

当复位质量达不到标准时，再微创的复位技术也会给骨折愈合带来困难，大距离的骨块移位结果必然是骨折不愈合，所以当微创不能满足复位标准要求时，必须以达到解剖复位为终极目的。要果断决定切开直视下复位，要想尽一切办法。对其大于5 cm的骨块和斜形、螺旋形骨折都能用螺钉实现解剖复位固定，髓内针可结合钢丝捆扎，钢板尽量使用螺钉组合固定是经典指导原则。

国外有人统计发现，复位丢失是骨折再移位的重要因素，股骨近端2 mm的分离移位就可以导致内侧塌陷和外侧钢板的弯曲，复位不良是内固定失败的决定因素。

对股骨转子下骨折使用髓内钉内固定，如果开口有偏差，插入主钉后，会造成内翻畸形。近端内翻的后果是骨折间隙成角开大，近端主钉偏外使近端稳定明显下降。

第五节　未来内固定物设计的指导原则

未来内固定物设计的发展趋势：

（1）解剖形态贴服性更好。

（2）弹性模量更接近骨质。

（3）通用性和专用性兼容。

（4）专用型设计能满足特殊部位、特殊类型骨折，以解剖部位形态和骨折类型为根据。

从骨折类型和钢板折断部位分析，横折缺损处是钢板应力集中点，此处是钢板折断处，如何防止此处钢板折断出现，是改变钢板结构设计的理论依据。

现有动力加压钢板的缺点：扁平的下表面设计。

动力加压钢板证实其本身用途比圆孔钢板更多样化。虽然动力加压钢板经受了时间的考验，但在过去几年，它的某些缺点也很明显。

钢板的下面与骨的广泛接触使骨膜的血运供应受到很大影响，这显示出钢板是诱导骨质疏松的主要原因。在钢板下和直接临近骨折处的骨质，对骨的愈合强度来说是危险区。由于骨膜血供的影响，这个区域的愈合较慢。

因为这一范围缺乏或延迟皮质骨愈合，当从骨的张力侧取出钢板时，钢板不再保护骨上有槽的这个区域。这个槽使局部应力增加并诱发或促进再骨折。

一、等间距小的加压钉孔设计

动力加压钢板孔的几何图形在其长轴上，螺钉不能超过25°的倾斜。当要通过钢板对短斜形骨折作拉力固定时，这将导致操作的困难并造成折片间加压的降低。笔者设计的滑槽钢板弥补了上述不足。滑槽钢板固定术后正侧位片，因为有滑槽，所以螺钉的入点和方向选择得十分精准，解剖复位前提下实现了绝对稳定固定。

二、钢板孔的分布

常规的椭圆孔钢板有一个延伸的中部节段圆孔，它最初被设计为用于稳定短骨干的骨折，特别是前臂。当设计动力加压钢板时，这个特征仍被保留而无特别的理论基础。当一个骨折的折片区域需要稳定时，钢板的中部节段可导致调整困难。一旦钢板的位置被选定和第一个孔已钻好，在骨的长轴上移动钢板是不可能的。但在骨上的钻孔将不适合于钢板的孔，给螺钉间距的最佳设置造成了结构障碍，这是需要改进的理论依据。

三、解决动力加压钢板结构设计缺陷的方法

（一）改善循环

大量的动物实验证明钢板下多个沟槽的作用。因此适当的宽度和深度是必要的。由于改善了骨膜及皮质骨的血供，所谓的由"应力遮挡"造成的骨质疏松已不复存在。钢板所造成的骨质疏松已被证明是由最初的血管损伤导致的缺血性坏

死，从而诱发相应的骨再塑形。

（二）促进钢板下骨痂桥形成

综上所述，紧密贴服的钢板造成在其下面皮质的坏死和直接邻近骨折处的表浅层的骨质延迟愈合。在取出钢板时，这个小的间隙可起到增加应力和减弱骨质的作用，如果钢板能与骨折处的骨形成一个间隙，则大体以这种方式出现，对于相同节段和在"危险区"内的骨痂桥的产生，其血液循环不会产生影响。而这大大增加了骨的强度。钢板下表面沟的作用是以类似方式和允许在最危险的区域形成小量的骨痂。国外有人用沟槽板固定羊和狗的截骨实验，证明手术后3个月，骨折区域的强度明显增加。

1. 梯形横截面设计

钢板梯形横截面使之与骨的接触面减少，与以前见到的矩形横断面钢板相比较，沿钢板长度排列的骨质形成低而宽大的边缘。这种边缘在取钢板时极少被破坏。

2. 增加新的加压原理

在动力加压钢板螺钉孔内的螺钉基本球形滑动原理仍被保留。但螺钉孔已被再设计以致这个特征存在于钉孔两端。在固定复杂骨折时，它增加钢板的通用性。

3. 避免骨损害和改善加压

每当拉力螺钉通过动力加压钢板钉孔对骨折进行拉力固定时，螺钉易受到线性力的影响。当螺钉拧紧时，螺钉头产生向支点位置移动的趋势。这可产生两种并发症之一：

（1）螺钉头或螺纹贴合在钢板孔的内壁，由于摩擦阻力，可大大降低轴向加压力，也可破坏钢板或螺钉。

（2）螺纹可卡在滑动孔壁的一侧，减少拉力螺钉的作用高达37%。

一个下切割角度斜孔与新设计的 φ 6.5 mm 全螺纹螺钉一同使用可避免这些并发症。

4. 长滑槽或斜孔设计

在钢板的中部可以制成30°、45°斜形螺钉孔。这允许螺钉在骨的长轴30°、45°精准倾斜，而长滑槽允许螺钉在骨的长轴方向小于90°任意倾斜，入点和方向能同步双动调节，从而大大优化了通过钢板的拉力螺钉的最佳入点和方向的拧入，特别是对短斜形、螺旋形骨折使用拉力螺钉固定最佳入钉点和方向的选择十分方便精准。除此之外，它也为骨与钢板接触区域提供必要的挤压复位。

这种斜孔结合滑槽设计，做到了螺钉贯穿骨折线，实现利用骨皮质形成骨板，加强固定的稳定性的同时，又使螺钉具备了直接分担骨折端各种复杂受力的作用，该螺钉不只是固定钢板的螺钉，抛开钢板对骨折也有很大稳定作用。

长滑槽钢板的设计原理：实现横行骨干骨折能通过滑槽做多钉交叉或平行固定骨折端，螺钉的入点和方向能随意调控，目的是满足平分线原理指导下的螺钉固定原则，才能充分发挥螺钉的独立作用和实现螺钉与钢板组合后的整体合力最大化。

结构设计满足原理需求，结构设计满足操作技术简单精准的需求，使钢板能帮助临时复位、临时固定，实现复位和固定双重功能，在永久固定螺钉拧入之前成为具有临时复位固定功能的辅助工具。

交叉三角支撑整体合力稳定原理：将螺钉、钢板、骨板各自的力学优势发挥到最大化，同时也让整体合力稳定性实现最大化，抛开钢板仅是双钉交叉固定就能恢复一定的稳定，斜孔钢板是精准交叉螺钉穿入的模具，使操作技术成为可能。

最常发生钢板折断的骨折类型是横折，如果用双枚螺钉跨越骨折线交叉固定，对侧骨皮质形成的"钉骨锁定"构成双三角支撑，对稳定具有重要力学意义，此螺钉在压力作用下最先受力，弹性作用下促进骨痂形成，对防止钢板的应力集中一点引起的折断起到了重要力学保护作用。

钛板的优点：众所周知，钛的生物惰性极强，因此作为内生物材料有很好的耐受性。工业用纯钛，避免了任何潜在的毒性成分，如钒。纯钛的力学局限性是众所周知的，然而随着新技术的发展，以新方式处理钛使其强度达到用于植入物不锈钢的强度的90%已成为可能。因此，从组织相容性和避免低水平的免疫并发症的观点出发，钛应该是最好的金属。

第六节　骨折的临时复位和临时固定原则技术

一、从直接复位到间接复位

骨折块间的加压多半通过直接切开进行解剖复位来实现，但现在已经认识到，像以前的内固定手术那样直接复位骨折块是导致骨折块坏死的主要原因之一。为尽量减少骨组织及临近组织血供的破坏，间接复位技术已经越来越多地应用于骨折复位内固定手术。间接复位机制中，一定要重视肌肉韧带的夹板作用，对复杂骨折切开复位时，同样能最大限度地保护血运。方法是在机械牵引下恢复长度，有时可以过牵1~5 mm，这样可以将大的骨折块在不去除肌肉附着点的前提下同样能通过骨撬撬拔、骨钩牵拉、骨膜起子或骨固定器推挤等一切可能利用的方法，使折块复位到解剖部位。在不做骨块剥离的前提下，长度恢复、轴线好、无任何成角、旋转移位的干部骨折块都可以在肌肉韧带夹板压力的作用下保持复位状态。Mast等介绍并倡导了骨折的间接复位技术及生物学固定方法，例如桥接固定骨干骨折。间接复位的一个例子就是使用撑开器、外固定支架、人工或机械牵引将骨折断端牵开。骨折块可以通过韧带整复术复位，这样可以尽量减少骨折块的剥离从而保存了骨折块的血供。这是理论上的做法，临床应用中难度很大，需要医生具有多年的经验积累和哲学思维。

二、临时复位技术和器械

临时复位技术是骨折治疗过程中最难也是最关键的一步。复位技术必须轻柔、无创，要尽量避免对循环系统造成医源性损伤，因为适当的软组织反应有助于术后的骨愈合。而血供对于修复组织是非常重要的。如果骨折部位的力学状态或生物学反应的能力受到严重破坏的话，骨愈合就可能会延迟或停止。

在关节部位的准确复位和骨折的内固定稳定性是生物学反应的力学先决条件。其后的愈合过程将取决于手术对骨组织的损伤，包括暴露和植入物，以及在复位和固定过程中软组织损伤范围的影响。骨折的复位有两种最基本的技术，即直接复位和间接复位。

显然，直接复位的实现是骨折区域手术暴露，或者创伤本身已经暴露为开放性骨折，复位过程中骨折段最好是由器械而不是用手来把持，骨折段是通过在骨折区域上直接施加力和力矩而达到复位的。巧妙使用器械很必要。

对于简单骨折，有时可以闭合间接复位，有时可以借助经皮穿针，尖嘴复位钳挤压和机械牵引来实现直接复位，必须用"C"臂透视或摄片来监控复位结果。闭合或切开间接复位的前提是在内固定之前获得满意的对位对线。间接复位的力学原理是轴线撑开。具体的器械包括下肢牵引复位器、AO骨折撑开器、大型牵引床，具有撑开功能的外固定架。

对于简单骨干骨折，直接复位技术简单易行，而且结果容易控制。只要把两个主要的骨折端放置在正确的位置上，骨的长度、轴线及旋转都会被骨自身重新建立。从生物学角度认知，这种简单骨折，同样要求手术暴露对骨组织或周围软组织血供的损伤达到最小，而越是简单的骨折，越需要对骨折解剖复位。

复杂的骨干骨折，最需要使用机械牵引，或者使用其他复位工具，或者植入物。手术医生只有在清楚了解骨及软组织的生物学特性，充分了解破坏血运的严重后果之后，才能避免复位和内固定的失败。切开直视下复位也必须对骨组织或周围软组织血供的损伤达到最小，最先是复位，其次是临时固定，最后才是永久固定，临时固定是永久固定的前提条件。

间接复位是指骨折线并不是被直接完全暴露的，有时只是部分暴露，骨折区域仍然被周围的软组织所覆盖。骨折的复位可以用器械或植入物在远离骨折区域的地方进行，或者通过小切口使用某些特殊器械，像髓内钉、滑槽钢板等，既能作为临时复位工具又是永久固定物。

应用间接复位技术达到准确复位非常困难，这需要对软组织病损准确地判定，了解骨折的类型，以确定完善的术前计划。另外，复位过程的准确性必须使用影像定位来保障复位质量。然而从生物学角度来说，间接复位技术具有非常大的优点，因为它没有对已经由于骨折造成损伤的软组织增加医源性损伤。复位应注意所有的复位器械离开骨折区域，因为会危及在创伤未破坏血运部位的组织灌注。

大多数的固定器械或者植入物在任何一种骨折复位技术中都可以使用，在保护组织的生物学方面，手术的成功与否与使用的特殊器械或植入物有直接关系。不精确的间接复位所造成的偏差会造成灾难性的后果。当间接复位达不到目的时要及时改变复位方法以达到目的，复位失败必然促使固定失败。

为达到复位的目的，沿肢干的长轴进行机械牵引最有效，牵引可以通过一个骨折牵引器或者是骨折撑开器。使用骨折牵引器的优点：跨过一个关节而施加牵引，肢体在手术过程中的活动不受限，手术的入路和操作的灵活性很好。

而使用撑开器可以直接应用到主要的骨折段上，肢体在手术当中允许活动。但采用撑开器在有负荷的状态下很难对成角和旋转进行矫正，此是其致命缺点。

使用间接复位技术能不能达到理想复位目的决定两个因素：其一是医生对间接复位技术的掌握的熟练程度；其二是骨折部位类型适不适合使用间接复位技术。二者相辅相成，互为因果。

中医"手摸心会、拔伸牵引、旋转回绕、屈伸收展、端挤提按、摇摆触碰、成角折顶、夹挤分骨、对扣捏合及推拿按摩"十大闭合复位手法简单易行，对治疗骨折很有帮助。但单纯应用中医方法仅仅能对几个简单骨折实现间接复位，对比较复杂的仍然需要开刀应用直接复位技术。对于前臂双骨干骨折的治疗则是一个突破口。前臂尺、桡骨折断后变成四节，出现旋转、重叠、成角、侧移位4种畸形和8个方向的变位。这种骨折在成年人身上都需要切开应用直接复位技术，在骨科界已成定论。但儿童中医整复前臂双骨折时，不捏骨头，先捏骨间缝，不知道理何在。因此在X线透视下进行了相似的模拟观察和解剖实验，证明由于前臂旋转功能，骨折后出现的4种畸形中旋转是最主要的。整复时，在骨折的掌背侧夹挤分骨，使骨间隙紧张，尺桡骨间的旋转畸形就自动矫正，上下两骨折断端间距相等，相互稳定，各自成为复位的前提。

中西医结合治疗骨折的原理是：

（1）以力抗力，以局部小夹板、加压垫固定骨折部位。

（2）以动制力，即以早期功能锻炼及动静结合为主要内容的中西医结合治疗骨折，使骨折愈合时间提前。

（3）以外固定装置的杠杆来对应骨折在移位倾向的肢体内部杠杆。

（4）通过合理的外固定和患者自觉的功能活动，将骨折部肌肉收缩产生能使骨折移位的消极因素转变为维持固定、矫正残余畸形的积极作用力。

实际上医生只是根据骨折后的局部病理生理变化，为骨折愈合创造一个有利条件。在进行治疗时，是利用而不是破坏肢体肌肉和韧带本身的内在固定力；

是增强而不是削减机体本身的自然修复能力；是发挥而不是限制患者的主观能动性，使肢体的生物学作用得到充分的利用和发挥。内外用药还可以使局部血运改善，机体免疫功能增强，以促使骨折早日愈合，肢体功能恢复正常。中西医结合治疗骨折之所以取得突出疗效，就在于它符合肢体的生物学和生物力学的原理。中西医结合是最经典的生物学固定理念的完美体现，只是使用的固定物不同，但理念完全相同。我国中西医结合总结出的间接复位经验和技巧很值得研究和推广。

第七节　骨折复位原则、方法和技巧

骨折复位原则、方法和技巧极其重要，满意的解剖复位是永久固定的前提条件。复位在先，固定在后，复位是手术成功与否的第一步，也是最关键的一步，是检验医生综合素质的第一关。手术的难度绝大部分体现在复位的难度。复位难就难在无固定模式。掌握复位原则，重视复位方法，灵活应用复位技巧，巧用复位辅助器械，手术团队协调一致，是实现理想微创复位固定的重要保证。复位原则方法、技巧最能体现施术者的智慧经验，每个施术者都要日积月累，反思个例，总结方法，提高技术。工具是死的，经验、技术、技巧是活的。好马配好鞍，好工具也要有智慧的医生去用，才能最大限度发挥其独特功能。个性化设计复位计划和个性化选择治疗方法，对手术远期成功或失败至关重要，全面掌握国内外经典的复位技术和方法实在有必要。

一、标准复位钳和尖头复位钳的正确使用方法

标准复位钳是用于直接骨折复位的常用器械。当骨折线暴露之后，复位钳放在两个主要的骨折段上。如果是斜形骨干骨折，在施加一定压力的同时，旋转复位钳可以使骨折段延伸。这个技术的优点在于复位钳可能在骨的表面有一定的滑动。

（一）用万能复位钳进行直接复位

复位钳的两个臂分别抓到两个主要的骨折段，夹紧复位钳，使其产生一定的

压力，同时旋转把手，使骨被延长，并且使得骨折复位。

骨在异常负荷下断裂，则发生骨折。其损害不限于骨质，但限于不同的程度和扩展到周围软组织的范围。复位技术的基本要素是软柔、无创和保存残留的血供。

（二）必须完成三维立体解剖复位是金标准

在长骨干，理想的复位是三个水平的轴向对线（冠状面、矢状面和水平面）全部恢复。对年轻成人和运动员，应彻底矫正移位。不应强求将复杂骨干骨折的碎片解剖复位，它可以破坏局部的血供。

像骨干一样，干骺端也有相同的要求。但除此之外，它常常需要支撑和用于支撑目的的松质骨移植，以替代由于关节面的碰撞而造成的于其下方的松质骨的丢失。

干骺端也是关节重要组成部分，这个区域要求轴线上解剖复位无成角和旋转畸形。

（三）手术复位的方法

手法复位：可用于大部分简单的骨折。手法复位的优点是快速和可以恢复一些内在稳定，缺点是需要钳子维持复位，经常干扰最后的固定。此外，如果复位失败，不能重复第二次尝试。否则引起的失败可导致手术进入困境，使复位变成有创操作。掌握并合理应用中医的"手摸心会、拔伸牵引、旋转回绕、屈伸收展、端挤提按、摇摆触碰、成角折顶、夹挤分骨、对扣捏合及推拿按摩"十大复位技巧十分必要。

机械复位：如果复位依赖于牵开装置，例如骨折复位台，大、小牵开器或联接式加压器，以及使用植入物产生"挤压复位"（即髓内针），这种复位方法称为机械复位。

（四）能消毒的股骨、骶骨骨折牵引架

此牵引架将患者放在适当的位置，以便影像增强器能够监视复位，保证在固定时，可以维持这个位置。它的主要缺点是牵引必须至少越过一个关节面施加于一个联动系统内。对于外科医生来讲，肢体在术中活动受限，手术入路的灵活性也常常受限。其复位原理很值得研究。

（五）大、小牵开器

此牵开器提供股骨远端及近端主要折片的直接固定。在手术操作时，允许骨

折的肢体活动。可以矫正成角、移位和旋转。可以用在骨折片间加压以稳定骨折。

这些装置的主要特点是直接固定在骨上且需要钻更多的孔。在牵开过程中，它使弯曲的骨变直。单侧固定的牵开器可产生偏心力，造成意外的畸形。

（六）多关节加压器

通过将它的钩向外放置和以一个半闭合或闭合的方式固定到骨上，可以起到牵开的作用。它的钩顶在钢板的一端，而这个钢板的对侧已被固定在对侧骨折上。在张开多关节加压器时，钩推动钢板的一端产生骨折的牵开并促进复位。

（七）挤压复位

复位可以用植入物通过挤压机制予以完成。简单的例子是通过一根解剖形状的髓内钉完成复位，随着旋转也被控制。当钉通过骨折时骨折通过挤压贴合而复位。weber利用"抗滑钢板"描述了类似的机制。应用一块适当塑形的钢板固定到斜形骨折的一端，在钢板和对侧移位的折片间产生挤压作用。当钢板推挤移位的骨时，它迫使骨折沿斜形骨折复位。这项技术可矫正微小的移位和成角。当复位发生时可维持稳定。需要使骨折复位的力集中在最需要这种力的局部，复位被完成。

这项技术需要细致的术前计划。在复位操作中，全过程始终要重视保持软组织与骨的活性。由此机械复位优于手法复位的优点是：当复位完成时提供持久而恒定的稳定（图2-3）。

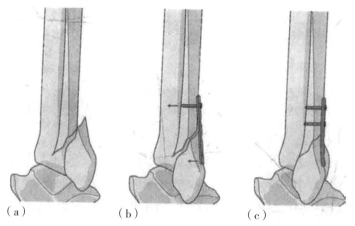

（a）　　　　　　（b）　　　　　　（c）

（a）外踝向后移位的骨折（B型）；（b）用4孔或5孔1/3管形钢板固定在骨折近端
（c）拧紧螺钉时迫使远骨折块向远和前方沿骨折线移位，并被钢板牢固固定

图2-3　用支撑/抗滑钢板进行间接复位

（八）下肢牵引架机械牵引

机械牵引复位将骨折断端牵开，对保护血运有重要意义。尤其适合股骨全长骨折，牵引能使水平、旋转、内外翻成角、移位同时纠正，即使留有少量成角、移位，通过直接利用辅助工具也能很容易矫正。将最难恢复的长度恢复，尚能微量过牵使远近端轴线解剖复位，断端之间的区域内多个粉碎骨块能利用"积木式复位法"很顺利地进行复位。长度恢复后给骨块复位预留了"空间和时间"，且能利于在复位的前提下最大限度保护骨块血运。以下文字诠释了"积木式复位法"的原则和程序。

微创手术有前提，有限切开需牵引。

机械牵引人力省，下肢骨折都实用。

肌肉挤压骨复原，韧带整复面平整。

长度恢复间隙存，骨块排序好进行。

大块小块大为先，浅层深层深为前。

骨块太碎难复位，粉碎小块只填充。

大块深层先固定，避开钢板拧螺钉。

近端双钉滑槽拧，放松双钉能滑动。

远近两端单钉拧，调整成角尚可行。

远近两端四钉拧，允许滑动轴线控。

远近两端四钉拧，成角旋转已不能。

交叉互连钉锁钉，三维锁定都可行。

邻近关节干骺端，三角支撑最稳定。

下肢牵引架使用灵活、方便、可靠。骨折区域轴线长度恢复后矫正成角、旋转、移位变得简单，给游离骨折块利用"积木式复位法"回植提供了"积木盒子"并预留了空间和时间。机械牵引轴线长度很容易恢复，又起到了临时固定作用，真的比人力牵引恒定持久，非常好用。

（九）临时复位辅助工具

1. 点式复位钳

（1）尖嘴复位钳临时固定。通过小切口应用带球头骨盆复位钳可以夹持内、外侧骨块，从而取得骨折复位。

（2）骨盆复位钳临时固定。如Farabeuf骨盆复位钳主要用于骨盆环或髂骨翼的骨折复位，它通过在骨折断端两侧的3.5 mm或45 mm螺钉而把持骨折端。复位钳仅能复位断端移位或消灭间隙，没有牵开的功能。

（3）三叉复位器临时固定。是骨科切开复位内固定手术时骨折断端整复以后，临时把持和固定的器械。应用时在骨折断端复位后放好钢板，用三叉固定器钳口钳住断端和钢板，扣上丝杆，拨动手轮锁紧即达临时把持和固定的目的。

（4）二爪临时复位固定器。用于肱骨外科颈骨折、胫骨平台骨折、肢体短缩畸形。

2. 丝锥样复位器。应用丝锥辅助复位，T型把手丝锥作为辅助工具，可起到良好的牵引、良好的掌控及随意调节，能更方便地牵引、复位及稳定地维持复位，同时行锁定钢板内固定，缩短手术时间。

3. 微创的临时复位固定器。微创骨折复位固定器，包括复位针，其特征在于复位固定器用本体的中心轴线位置上固定有套管，套管前端有齿状刃口，套管内穿有复位针；复位固定器用本体上设有螺纹孔，螺纹孔也穿过套管管壁，螺纹孔上装有固定用螺柱，夹持复位针；螺柱顶端设有圆环，以此推进或退回螺柱；复位固定器用本体上安装有手柄，用以手持操作；复位针，可以是克氏针，也可以是螺钉头复位针，钩状头复位针；微创骨折复位固定器所用器件均由对人体无毒害的不锈钢制成。

4. 复位骨撬。如Hohmann骨撬用于骨松质复位。将轻度弯曲的Hohmann骨撬尖插入重叠的骨折端，转动并扳动骨撬使骨折复位。这一操作的前提条件是有一层坚硬的骨。

5. $\varphi 2.5 \sim 5$ mm斯氏针为具有复位作用的临时永久固定针，它具有双重功能：既是复位针，也是临时固定针。

6. 具有推拉撑开和压缩功能的器械。

7. 滑槽钢板尚有骨折复位作用。通过2枚螺钉拧入牵拉，实现两折端接近轴线，再通过牵引，实现骨折端分离移位后，利用有效方法矫正旋转、成角、畸形，便于达到解剖复位后将2枚螺钉拧紧而顺利实现理想复位前提下的永久固定。

由于滑槽中央置钉后允许轴向移动骨折远端，也允许很小范围的骨折远端纠正成角、旋转、移位，因此，才能满足钢板自身的复位功能，尤其是对于逆转子间斜形骨折的应用非常可靠，方便复位操作和永久固定。

（十）临时固定辅助工具

临时固定工具又可分为体外固定工具和体内固定工具，小的尖嘴复位钳只能实现体内复位固定，大的骨盆复位钳既能实现体外复位固定又能实现体内复位固定，在骨折处无需切开皮肤就能实现挤压固定。用不同规格、型号的克氏针、空心钉、实心螺钉、尖嘴复位钳、骨折复位器、各种骨盆复位钳、丝锥样复位器、钉棒系统的各种压缩、牵张器械去纠正骨折端的重叠、成角、旋转、畸形。钢丝拧成绳对大骨块环匝做临时固定，对软组织损伤小，简单可行易操作，但结束手术后要去除，改用螺钉入点和方向在角平分线理论指导下规范固定。

从AO克氏针交叉固定骨折中受到启示：AO关节端利用交叉克氏针内固定的经典入点和方向就是任何相对应关节内骨折临时固定针的最佳入点和方向，但是还要加一个条件，入点必须避开钢板最佳置放的部位，方向以不影响钢板固定为前提。克氏针的直径较细，又能随意性穿针，满足上述条件非常容易，只要施术者能有预案先确定好钢板正确位置，再确定导针入点和方向，把钢板也临时放在恰当位置，再用导针临时固定，或用各种复位固定钳临时固定。此时钢板可起到双重作用，即复位作用和临时固定作用，这也是钢板螺钉孔外又加数个 $\varphi 2.6$ mm导针孔的原因。导针孔也称临时导针固定孔，这是设计上的一大进步，对骨折和钢板临时复位固定有着极其重要的力学作用，操作方便，帮助复位，临时固定骨块和钢板。

（十一）临时固定工具

工具不能转为永久固定。

（十二）临时固定针

各种规格直径克氏针，既可作为临时固定工具也能成为永久固定物，辅助加强固定的稳定性。

第八节　治疗方法选择策略

当患者骨折后选择治疗之前，首先要由医生回答以下问题。

骨折的分类是简单骨折还是复杂骨折？患者的自身状况适合保守治疗还是手术治疗？如果适合手术治疗，根据医院设备条件及可供选择的内固定材料是选择髓内固定最佳还是髓外钉板系统或外固定最佳？如果是髓内固定最佳，手术室条件能不能满足严格无菌操作的技术要求？如果是钢板固定最佳，何种类型钢板最稳定？需不需要特殊直径螺钉来辅助固定？通过钢板钉孔外需不需要空心螺钉辅助加压固定？

用何种手术入路更方便复位并利于临时固定和永久固定的技术操作，又使软组织剥离损伤最小？假如选择了一种钢板固定为最合适的固定方法，还必须备有充足的复位和临时固定的器械。对于复杂的髋臼骨折，全麻肌肉松弛利于显露和复位。

是采用直接复位还是间接复位能达到理想复位？如果采用间接复位，是使用机械牵引床还是轻型牵引架？这些都要充分准备，并要求施术者对不同类型的骨折采用不同的机械牵引方法熟练掌握。

最重要也是最难做到的一步是术前详细阅片后进行复位、临时固定和永久固定的详细步骤的预演。根据现有的固定方法去选用不同规格、型号的钢板螺钉，钢板宁长勿短，螺钉宁多勿少，尤其是螺钉和用于临时固定的克氏针、空心钉的数量要够，不同直径要备齐。这是手术顺利的器械保证，非常重要。

术前预演还包括复杂粉碎骨折的骨块复位顺序，如哪一个骨块用通过钢板的螺钉固定？哪一个骨块需要单独螺钉或克氏针去临时固定后再永久螺钉固定？螺钉的拧入顺序，如哪一个是第一个拧入？哪一个是第二个或哪一个是最后一个拧入？第一枚螺钉有固定钢板和帮助实现挤压复位的功能。

第三章　关节炎性疾病

第一节　骨性关节炎

骨性关节炎（OA）是一种最常见的关节炎，在全球范围内是引起老年人疼痛和残疾的主要原因。作为一种慢性退行性关节疾病，骨性关节炎的主要病理变化包括关节软骨损伤、软骨下骨硬化、软骨下骨囊性变、骨赘形成、肌肉无力、滑膜和肌腱炎症；主要累及髋关节、膝关节、脊柱和手腕关节等，其中髋关节骨性关节炎的发病率超过10%。

根据致病因素，传统上可将该病分为原发性骨性关节炎和继发性骨性关节炎。原发性骨性关节炎是在没有其他明显触发性疾病的情况下，"自然"发生的骨性关节炎，所以原发性骨性关节炎是一种排除性诊断。其病因至今尚不完全清楚，目前研究发现基因异常、雌激素缺乏和高龄可能是导致该病发生的主要危险因素。而继发性骨性关节炎则是在局部原有病变基础上发生的骨性关节炎，其常见诱发因素包括先天性关节结构异常、关节创伤、炎症性关节疾病或代谢性关节疾病等。

一、临床表现

（一）症状

主要取决于受累关节和严重程度，最常见的症状是疼痛和僵硬。骨性关节炎起病缓慢，初期因受凉、劳累或轻微外伤而感到关节酸胀不适或钝痛，以后逐渐加重，可有关节摩擦痛。通常在晨起或休息后出现关节僵硬、活动受限，适度运动后好转，晨僵很少超过30 min。但过度活动又会导致关节疼痛，休息、局部制动后疼痛可缓解。骨性关节炎后期可出现静息痛或夜间痛。患者关节弯曲时常听到咔嗒声或嘎吱声，如果增生的骨赘脱落成为关节内游离体，可出现关节交锁。一般无明显全身症状。

（二）体征

病变早期受累关节可无肿胀或轻度肿胀、压痛，活动无明显受限或轻度受限；病变中晚期受累关节则明显肿胀，可见关节畸形和周围肌肉萎缩，关节明显压痛，关节活动严重受限，肌力减弱，活动时可有骨擦感或骨擦音。髋关节受累时，内旋患髋可诱发疼痛（内旋导致关节囊容积缩小），髋关节周围及下肢肌肉肌力减弱（尤其是内收肌和股四头肌），托马斯征阳性，步态改变以减轻患髋疼痛，平衡能力及下肢本体感觉受损致使患者易受伤。

（三）辅助检查

血液学检查一般无异常，但某些特异性指标可用于与其他关节疾病的鉴别诊断，如强直性脊柱炎、类风湿关节炎等。滑液检查大多澄清透明，淡黄色，黏稠度正常或稍低，黏蛋白凝固良好，白细胞轻度增高，有时可见胶原纤维碎片、磷酸钙及羟磷灰石结晶，偶见红细胞和软骨碎片。近年来，关节滑液中的生物标记物，比如金属蛋白酶、细胞因子等，也逐渐应用于临床骨性关节炎的早期诊断。X线检查可见软组织肿胀，关节间隙变窄，关节边缘骨赘，软骨下骨硬化及囊性变；晚期关节间隙消失，关节变形，可出现内、外翻畸形，有时可见关节内游离体。关节镜检查则可见滑膜绒毛增生、肿胀、充血；有膜状物，并混杂有黄色脂肪或白色纤维化绒毛；软骨发黄、粗糙、缺损；晚期可有骨质外露、骨赘形成。MRI常用于评估关节软骨、滑膜、韧带及软骨下骨的病变情况，利于早期诊断。99mTc骨扫描可检测软骨下骨中的代谢水平，超声检查在临床中则用于评估关节内软组织及滑液的情况。

二、诊断

骨性关节炎通常可以结合病史、症状、体征做出临床诊断，而不一定需要影像学检查。髋关节骨性关节炎的临床诊断通常使用1991年美国风湿病学会修订的诊断标准。中晚期髋关节骨性关节炎则可通过X线检查确诊，MRI对骨性关节炎早期的相关病变比较敏感，比如软骨的小范围缺损和软骨下骨的水肿样变等。

骨性关节炎还需与类风湿关节炎、强直性脊柱炎及肥大性骨关节病等鉴别诊断。

三、治疗

需要对骨性关节炎患者做全面的检查和评估，作为系统性规范化治疗的参考。首先评估患者的运动功能、生活质量、职业、情绪、社会关系及日常活动情况，同时需要考虑合并疾病对骨性关节炎治疗的影响，作为下一步治疗的参考。

（一）教育和自我管理

向患者提供准确的资料信息，加深其对骨性关节炎的理解，纠正某些错误观念，比如骨性关节炎必然会不断加重或无法治疗。让患者参与治疗的决策，并在整个治疗进程中保持沟通，进而为患者提供个性化的治疗方案，教育其加强自我管理，使其在日常行为上做一些积极的改变，比如适度运动、减轻体重、选择合适的鞋子等。

（二）非药物治疗

非药物治疗主要涵盖以下几个方面：

1.运动和手法推拿。不论患者是否高龄、合并疾病或疼痛，都应适当锻炼，包括局部肌力训练和有氧运动。推拿也是一种很好的辅助治疗，尤其对于髋关节骨性关节炎患者而言。

2.减轻体重。尤其肥胖或超重的患者，应当积极瘦身。

3.电疗法。可采用经皮电神经刺激减轻局部疼痛。

4.辅助器械。选择合适的鞋子（如减震鞋）、鞋垫、支具或拐杖等辅助行走，减少关节负荷，保护关节。

（三）药物治疗

可分为口服用药、局部用药和关节腔内注射用药等。

1.口服用药。主要包括对乙酰氨基酚、非甾体抗炎药（NSAID，包括选择性COX-2抑制剂）、阿片类止痛药及软骨保护剂（D-葡糖胺等）。NSAID既有抗炎作用，又有止痛作用，是治疗骨性关节炎的重要药物。但在使用NSAID时需注意监测消化系统不良反应及肾毒性等。

2.局部用药。主要包括局部使用的NSAID和辣椒素等。

3.关节腔内注射用药。最新的循证医学证据发现关节腔内注射透明质酸没有明确的疗效，所以目前并不推荐临床应用于骨性关节炎的治疗。当疾病进展较为严重时，可在关节腔内注射适量糖皮质激素以缓解疼痛和肿胀，改善关节活动功能。

（四）手术治疗

当临床症状（疼痛、僵硬、关节活动障碍等）持续加重并严重影响生活质量，且保守治疗无效时，可进行手术治疗。术前应充分告知患者手术治疗的优势和风险，手术方式的选择应根据患者的年龄、性别、职业、生活习惯及其具体要求等因素而定。

对于终末期髋关节骨性关节炎的患者，通常采用人工全髋关节置换术，可以明显消除关节疼痛，改善关节功能，提高患者的生活质量。近年来，髋关节表面置换术在临床上也获得较多应用，尤其适用于年轻、活动量大、骨量好、股骨近端解剖正常的男性骨性关节炎患者，术后允许进行有身体撞击的运动。对于有症状的年轻髋关节骨性关节炎患者，尤其是存在髋关节发育不良时，可进行截骨术等保髋手术，包括股骨近端截骨术和骨盆截骨术。关节镜下关节腔冲洗及清理术的疗效比较有争议，采用此法治疗的患者的症状可以获得短期缓解，但很多研究表明这种缓解大多是由于安慰剂效应。关节融合术目前多作为关节置换术失败后的补救措施，而不是初次手术的选择，因为关节融合术虽可缓解疼痛，但会导致关节功能丧失。

第二节　类风湿关节炎

类风湿关节炎（RA）是一种慢性系统性自身免疫疾病的局部非特异性炎症表现，以对称性、多发性关节病变为主。该病是最常见的炎症性疾病，一般在20～50岁发病，女性更易受累及（女性与男性发病比例约为3∶1），且女性发病较早，多在生育年龄发病。类风湿关节炎可造成不可逆转的关节畸形和功能障碍，具有较高致残率和较多全身并发症，使得患者过早死亡，带来较大的社会经济负担。

类风湿关节炎的发病机制至今仍不甚清楚，可能是遗传和环境因素的相互作用所致，其危险因素包括遗传易感性、性别、年龄、吸烟、感染、激素、饮食、种族和社会经济学因素等。这些危险因素与疾病发生率和严重程度都有紧密相关性。该病在诱发因子刺激后，各种免疫细胞、细胞因子、趋化因子、黏附因子、蛋白酶和生长因子等相互作用，参与滑膜及关节周围组织炎症反应，进而导致关节被破坏和全身损伤。

一、病理

关节病变开始为滑膜受累，然后波及肌腱、韧带等结缔组织，最后破坏关节软骨和骨组织，导致关节畸形和强直。滑膜炎是类风湿关节炎最早和核心的病变，主要表现为异常血管生成、细胞增生、炎性细胞浸润及各种炎性因子的分泌表达。局部侵袭性滑膜组织——血管翳的形成是类风湿关节炎的一个重要特征，血管翳可侵蚀关节软骨和关节周围骨组织。血管翳早期为细胞性组织，主要由单核细胞和成纤维细胞构成，晚期则转变为纤维性组织。

关节软骨损伤主要由滑膜侵蚀引起，成纤维细胞样滑膜细胞分泌的基质金属蛋白酶可促进 II 型胶原的分解，改变软骨黏多糖、水含量及其生物力学特性，软骨细胞因微环境改变发生凋亡、坏死，最后导致软骨破坏，影像学检查显示关节间隙狭窄。骨组织侵蚀发生早（80%的患者在明确诊断后1年内发现）、进展快，通常与持续进展的炎症反应有关。滑膜细胞因子，尤其是巨噬细胞集落刺激因子、肿瘤坏死因子α（TNF-α）、白介素-1、白介素-6和RANKL等，促进破骨细胞分化并侵蚀、破坏矿化软骨层、软骨下骨。骨质破坏后，其内骨髓组织也继发炎性改变。与其他炎症性关节病变不同，类风湿关节炎中被侵蚀的骨组织很少能修复。疾病晚期关节内肉芽组织和纤维组织粘连，形成纤维性关节强直，后经骨化发展成骨性强直。关节周围肌肉挛缩和韧带、关节囊松弛，可致关节半脱位等畸形。

关节外病变包括皮肤、皮下组织、肌肉、血管、神经、胸膜、心包、淋巴结、脾脏、骨髓及某些韧带或肌腱附着的骨突部等，在皮下可形成典型的类风湿结节，其结构为中央坏死区、周围纤维组织包裹和炎性细胞浸润，呈"栅栏"状包围。

二、临床表现与诊断

（一）症状及体征

起病隐匿，发病前常有食欲缺乏、虚弱、疲劳等前驱症状。该病临床进程多样，有的患者病程发展缓慢，可长达数十年之久，病变严重程度相对较轻，呈自限性；而有些患者则病程进展迅速，出现全身多系统病变，有较高的病死率。该病最典型的局部临床表现是多部位、双侧对称性的关节疼痛、僵硬和肿胀。偶有患者为少部位甚至单关节非对称性发病。患者关节僵硬晨起时明显，一般超过1 h。病变关节主要包括腕关节、近端指间关节、掌指关节和跖趾关节等，而远

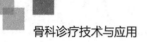

端指间关节和脊柱较少受累，体检发现受累关节肿胀明显、压痛阳性、皮温升高、关节周围肌肉萎缩、肌力减弱、主动及被动活动受限，晚期则出现病变关节畸形、脱位或半脱位。常见的畸形有手掌指关节尺偏位强直、髋关节屈曲外展位强直等。自发性肌腱断裂也是类风湿关节炎常见的并发症。10%～20%的患者伴有肘关节、腕关节和踝关节等骨突出部位的皮下类风湿结节。有时患者全身症状明显，表现为发热、体重减轻、淋巴结肿大，甚至全身多器官病变。

（二）辅助检查

血常规检查显示血红蛋白减少，白细胞正常或降低，淋巴细胞增加。红细胞沉降率和C反应蛋白增高，急性期更明显，慢性期可正常。70%～80%的患者类风湿因子（RF）阳性。若疑似类风湿关节炎患者的RF阴性，可检查抗环瓜氨酸肽抗体（ACPA），其对RA具有较高特异性和敏感性。血清IgA、IgG、IgM可增高，尤其是IgG和IgM。

尽管本病滑液检查无特异性，但对类风湿关节炎的诊断仍有一定参考价值。类风湿关节炎的滑液增加，较为浑浊，黏稠度降低，可自发形成凝块，糖含量降低，蛋白质含量升高。疾病活动期可见类风湿细胞，虽然该细胞可见于多种炎症性滑液，但在类风湿关节炎患者滑液中较多见。滑液中补体含量降低，IgG和IgM则升高。若滑液中检测出RF，则对该病的诊断有重要参考价值。

关节损害进展较快，X线检查早期可见关节周围软组织肿胀、骨质疏松、骨小梁排列消失、关节间隙增宽（关节积液）；晚期可见软骨边缘骨侵蚀、软骨下骨囊性变、骨膜性新骨形成、邻近骨组织磨砂玻璃样改变、关节间隙变窄；终末期关节间隙可消失，出现骨性强直。MRI则可在更早期发现关节滑膜增生、骨组织水肿和侵蚀性表现。无症状的类风湿关节炎患者滑膜活检可发现活跃的滑膜炎改变。

（三）诊断及鉴别诊断

临床上广泛应用的是美国风湿病学会1987年修订的诊断标准：

1. 晨僵至少1 h（≥6周）。

2. 3个或3个以上关节肿胀（≥6周）。

3. 腕关节、掌指关节或近端指间关节肿胀（≥6周）。

4. 对称性关节肿胀（≥6周）。

5. 皮下结节。

6. 手和腕部X线显示有骨侵蚀或有明确的骨质疏松。

7. 类风湿因子阳性（滴度＞1∶32）。

类风湿因子只能作为参考，确诊本病需具备4条或4条以上标准。但该诊断标准在疾病早期缺乏敏感性，所以美国风湿病学会联合欧洲抗风湿病联盟于2010年修订了新的诊断标准，以早期诊断类风湿关节炎。

类风湿关节炎还需与以下疾病鉴别诊断：强直性脊柱炎、风湿热、银屑病关节炎、莱特尔综合征、肠病性关节炎、化脓性关节炎、结核性关节炎、痛风性关节炎、骨性关节炎、髌骨软化症、慢性非特异性滑膜炎、结核性风湿病、系统性红斑狼疮等。

三、治疗

目前尚无特效疗法治愈类风湿关节炎，所以多采用综合治疗缓解症状，恢复受累关节功能。为更好地改善患者的预后，近年国际上提出达标治疗，即早期使用有效的抗风湿药物进行强化治疗改善病情，而后应用合理的病情检测指标评价疾病活动度，并依此调整治疗方案，使每例患者尽早达到疾病缓解状态，已达临床缓解的患者维持长期稳定。对于长期病程的患者，低疾病活动度也可接受。

（一）一般治疗

急性期需绝对卧床休息，症状缓解后可适当活动。慢性期可给予各种物理治疗（如经皮电神经刺激、石蜡浴等），积极开展关节功能锻炼，加强肌力训练，适度活动，提高整体健康水平。如果患者手部功能障碍、日常活动困难，可进行辅助治疗。该病病程迁延，治疗亦有一定难度，不少患者会出现严重焦虑、抑郁等精神症状，需及时进行心理疏导和治疗。作为辅助疗法，给予患者地中海饮食（摄入更多碳水化合物、水果、蔬菜和鱼，减少其他肉类、黄油和芝士的摄入），可使部分患者症状在短期内获得一定缓解，但长期并无确定效果。

（二）药物治疗

药物治疗是类风湿关节炎治疗方案的核心部分。治疗药物有三大类——非甾体抗炎药（NSAID）、改善病情抗风湿药（DMARD）和糖皮质激素。

1. 非甾体抗炎药（NSAID）

NSAID是类风湿关节炎治疗中最为常用的药物，可明显缓解关节疼痛、僵硬等症状，但并不能延缓疾病进展，所以在长期治疗中需与DMARD配合使用。NSAID主要通过抑制环氧化酶（COX）活性而抑制前列腺素的合成，从而发挥抗炎止痛作用。不良反应中以胃肠道反应最常见，包括腹部不适、恶心、呕吐、腹泻、出血、溃疡，甚至穿孔。选择性COX-2抑制剂的胃肠道损害有所减轻，但可能增加心血管事件的风险。双氯芬酸、吲哚美辛、萘丁美酮、吡罗昔康、美洛昔康、氟比洛芬、布洛芬、酮洛芬、萘普生等属于非选择性COX抑制剂，塞来昔布属于选择性COX-2抑制剂。相对而言，萘普生不增加心血管事件的发生。

2.改善病情抗风湿药（DMARD）

又可分为化学合成的小分子类DMARD和基因工程技术合成的生物制剂类DMARD（蛋白质类大分子）。许多研究表明，应用DMARD5年或以上可减轻骨侵蚀。

（1）氨甲蝶呤（MTX）：MTX是现有的DMARD中疗效与毒性之比最佳、应用最为广泛的药物。MTX不仅可改善临床指标，还可延缓受累关节的骨侵蚀速度。MTX治疗类风湿关节炎一般3～6周起效，6个月后达最大疗效。成人剂量与用法：5～25 mg，口服、肌内注射或皮下注射（较高剂量时宜注射给药），每周1次。儿童剂量：10 mg/（m² · w）。孕妇禁用MTX。

（2）来氟米特：其疗效与MTX相当，口服吸收后在体内迅速转化为活性代谢物A771726。推荐剂量20 mg/d。主要不良反应：胃肠不适（腹泻和恶心）、皮肤瘙痒、体重减轻、过敏反应、短暂性肝脏转氨酶升高、可逆性脱发。

（3）氯喹和羟氯喹：需服药3～4个月才可达到稳态血药浓度。羟氯喹的消除半衰期长达40 d左右，氯喹为5～69 d，起效较慢，一般在治疗3～6个月后才见效。总有效率为40%～60%。氯喹的疗效稍优于羟氯喹，但氯喹已逐渐为羟氯喹所取代，因羟氯喹的不良反应发生率仅为氯喹的1/3。抗疟药氯喹的疗效略低于MTX，与柳氮磺吡啶的效果相近。抗疟药适用于类风湿关节炎的早期或非活动期，或与其他DMARD合用。推荐剂量：磷酸氯喹250 mg/d；羟氯喹200～400 mg/d，儿童7 mg/（kg · d）。心脏病患者、肾功能不全者、老年人应慎用。

氯喹和羟氯喹均有蓄积毒性。常见不良反应有胃肠道反应（发生率为4.6%，如恶心、呕吐）、皮疹（发生率为2.3%）和眼部损害（发生率为0.7%）。少见的不良反应有黏膜病变、白细胞减少、头痛、神经肌肉病变和心律失常。羟氯喹可加重银屑病。氯喹的神经毒性不良反应较羟氯喹多见。氯喹的症状性视网膜病变发生率为2%～17%，尤其老年人和服用高剂量者。故在服药期间应至少每六个月做一次眼科检查（眼底和视野）。在上述羟氯喹剂量范围内因视网膜病变停药者罕见。

（4）柳氮磺吡啶（SASP）：大部分药物进入结肠被肠道细菌的偶氮还原酶裂解，释放出5-氨基水杨酸和磺胺吡啶，大部分5-氨基水杨酸以原型随粪便排出，而大部分磺胺吡啶被吸收，经肝脏代谢后主要经尿排出。剂量与用法：第1周0.5 ~ 1.0 g/d，分2次口服，以后每周增加500 mg，直至2.0 ~ 3.0 g/d。维持剂量一般为2.0 g/d，低于1.5 g/d，疗效难以维持。儿童剂量：40 ~ 60 mg/（kg·d）。妊娠期和哺乳期妇女慎用SASP。

（5）雷公藤：近期疗效肯定，有效率达80% ~ 90%。剂量与用法：雷公藤多苷60 mg/d，分3次口服。常见不良反应有腹泻、皮疹、口炎、色素沉着、白细胞和血小板降低等，减量或停药后一般可恢复。需要特别注意的是它对生殖系统的副作用：女性会出现月经不调及闭经，男性可能导致精子数量减少甚至不育，且停药后不一定能恢复。故对年轻人（尤其女性）不宜常规使用。

（6）托法替尼：是一种Janus激酶3（JAK-3）抑制剂，对JAK-1也轻度抑制。剂量与用法：每日2次，每次5 mg。最常见的不良反应为上呼吸道感染、头痛、腹泻、鼻充血、咽喉痛和鼻咽炎，与严重感染风险增高也相关。在活动性感染期间（包括局部感染及严重感染）禁用；淋巴瘤和其他恶性病患者禁用；胃肠道穿孔患者谨慎使用。

（7）生物制剂：肿瘤坏死因子-α（TNF-α）是关键的致炎细胞因子，并可调节IL-1和IL-6等其他致炎细胞因子的产生；TNF-α也可以激活内皮细胞，上调黏附分子的表达，促进基质金属蛋白酶的释放和刺激破骨细胞生成，所有这些通路均为类风湿关节炎发病的重要病理机制。

① 依那西普：是人类TNF受体p75链的可溶性部分与人类IgG的Fc段融合而成的蛋白。推荐剂量与用法：25 mg，皮下注射，2次/周，或50 mg，皮下注射，1次/周。常见的不良反应是注射部位的轻度局部刺激（红斑、瘙痒、出血、疼痛或肿胀）。对于衰弱、皮肤溃疡感染、肺炎或有感染危险或免疫力低下的患者，应用依那西普有可能诱发严重感染。可以单用，但与MTX联用才可有效地阻止放射学进展。

② 英夫利西单抗：是一种人鼠嵌合TNF-α单克隆抗体。英夫利西可特异性地结合可溶性和膜结合型TNF-α。与MTX合用，可降低机体发生针对英夫利西的免疫反应的可能性，也可增强疗效。剂量与用法：静脉滴注，首次给予本品

3 mg/kg，然后在首次给药后的第2周和第6周及以后每隔八周各给予一次相同剂量。不良反应有输液反应，偶致感染，结核复发的风险增高。可能加重充血性心力衰竭。

③ 阿达木单抗：为抗人TNF的人源化单克隆抗体。剂量与用法：皮下注射，40 mg，每两周1次。一般与MTX合用。不良反应有感染风险增高（包括结核复发和乙型肝炎的再激活）、注射部位反应、头痛和骨骼肌疼痛。大多数注射部位反应轻微，无须停药。可能加重充血性心力衰竭。

④ 阿巴西普：是重组细胞毒性T淋巴细胞相关抗原（CTLA4）与免疫球蛋白的融合蛋白，选择性阻断T细胞共刺激信号，阻断T淋巴细胞的活化。剂量与用法：静脉滴注，500~750 mg，前3次输注为每两周1次，以后为每四周1次。一般与MTX合用。最常见的不良反应为头痛、上呼吸道感染和恶心。最严重的不良反应为严重感染和恶性肿瘤。

⑤ 托珠单抗：是一种重组人源化抗人IL-6受体单克隆抗体，阻断IL-6介导的信号通路。剂量与用法：静脉滴注，8 mg/kg（不得超过800 mg），每四周1次，可与MTX或其他DMARD药物联用。主要不良反应：输液反应、感染、外周血白细胞减少、肝脏转氨酶增高。当出现肝脏转氨酶异常、中性粒细胞计数降低、血小板计数降低时，可将托珠单抗的剂量减至4 mg/kg。

⑥ 利妥昔单抗：是针对B细胞表面CD20分子的人鼠嵌合的单克隆抗体，可靶向清除B细胞，用于RF阳性的类风湿关节炎患者取得了较满意的临床疗效。剂量与用法：与MTX联用剂量，每二十四周（一个疗程）静脉输注2次1000 mg，间隔2周。建议每次输注前30 min静脉滴注甲泼尼龙100 mg或等同等剂量糖皮质激素。

⑦ 阿那白滞素：是重组的人IL-1受体拮抗剂，通过竞争性地阻滞IL-1与Ⅰ型IL-1受体结合，达到阻滞IL-1的生物活性的作用。剂量与用法：皮下注射，100 mg，每日1次。阿那白滞素可以单独使用，也可和MTX合用。由于阿那白滞素会增加潜在感染的概率，不推荐其与TNF抑制剂合用。总体而言，阿那白滞素的疗效弱于TNF-α抑制剂。因此，阿那白滞素仅限于难治性类风湿关节炎患者使用。

3. 糖皮质激素

（1）口服糖皮质激素：口服小剂量糖皮质激素（相当于泼尼松2.5~15 mg/

d）可减轻关节肿胀和压痛，改善患者的精神状态。当症状得到稳定控制后开始减量，速度一定要缓慢，可每隔数周减少0.5~1.0 mg/d。对于已用NSAID治疗而DMARD刚开始或尚未出现疗效时，小剂量糖皮质激素可抑制骨质转换，但不影响软骨转换。较大剂量糖皮质激素仅短期用于有严重的关节外表现（如血管炎、类风湿性肺病）的RA。糖皮质激素还会增加消化性溃疡和胃肠出血的发生率，尤其是与NSAID联用时。

（2）关节腔内注射糖皮质激素：对于滑膜炎症状较重、受累关节少、糖皮质激素全身治疗有禁忌的患者，可关节腔内注射长效糖皮质激素（非水溶性活性药物）。每年每个关节腔内注射不应超过4次。注射间隔越长越好，至少4周，负重关节则至少8~12周。

（3）大剂量甲泼尼龙静脉冲击：重症类风湿关节炎累及重要脏器需要迅速得到控制时，可给予甲泼尼龙（1.0 g/d），连续3日静脉冲击。严重的不良反应有高血糖、免疫抑制、水钠潴留、低血压等，50%以上患者有味觉障碍，少数情况下可发生惊厥、心律失常、猝死、消化性溃疡或穿孔等。

（三）手术治疗

如果患者局部滑膜炎持续存在，关节损伤严重、疼痛难以缓解，关节畸形、功能严重受限，可进行手术治疗以延缓症状及疾病进展，矫正畸形，改善关节功能。常用手术方法包括以下几种：

1. 滑膜切除术

该手术一般在病变早期进行，可经开放入路或关节镜实施，及时切除类风湿性滑膜组织和血管翳，减少关节液渗出，使关节肿痛迅速缓解，并保护软骨及软骨下骨，使关节免遭更多破坏。

2. 关节清理术

主要针对中期病变，除切除异常滑膜组织和血管翳外，还应刮除关节软骨内和骨内侵蚀病灶，凿除妨碍关节活动的骨赘和骨嵴。若关节囊已增厚、纤维化或骨化，则需将其全部切除。髋关节病变应切除已骨化的髋臼外缘。

3. 关节松解术

包括肌腱延长术和关节囊切开术，目的是矫正因软组织挛缩而造成的关节畸形。

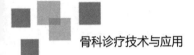

4. 截骨术

当受累关节已呈纤维性或骨性强直、明显畸形，但邻近关节功能尚好的情况下，可进行此手术，以改善症状及关节功能。

5. 关节融合术

若关节病变已达晚期，关节破坏明显，但尚未强直，关节活动或负重时疼痛、不稳，合并较严重畸形、脱位或半脱位，而邻近关节功能尚可，可施行该手术，稳定病变关节，缓解症状。

6. 关节成形术

包括关节切除术、关节切除成形术及人工关节置换术等，适用于病变后期症状严重、关节畸形、功能丧失的患者。尤其是人工关节置换术，在类风湿关节炎晚期病变的手术治疗中已成为主流手术术式，大部分患者在术后可获得良好的关节活动度，且无自发痛或活动痛。

第三节　强直性脊柱炎

强直性脊柱炎是一种主要侵犯骶髂关节、脊柱骨突、脊柱旁软组织及外周关节的结缔组织疾病，是常见的血清学阴性的脊柱关节疾病。我国强直性脊柱炎的发病率约为0.3%，男性多于女性，尤其好发于青壮年男性，男女性的发病比例为（2～3）∶1，并且女性患者的病情较轻。强直性脊柱炎有较高的致残率，对患者、家庭和社会造成严重的经济负担。

强直性脊柱炎的病因尚不清楚，目前认为是一种自身免疫性疾病。已有的研究显示遗传和环境因素在其发病中起到了重要的作用。人类白细胞抗原HLA-B27与强直性脊柱炎的发病率相关，研究表明在我国强直性脊柱炎的HLA-B27的阳性率为90%左右。强直性脊柱炎早期主要侵犯骶髂关节，晚期主要累及脊柱及椎旁组织，可出现典型的"竹节样"病变。强直性脊柱炎可累及双侧髋关节和膝关节。

一、临床表现

强直性脊柱炎没有特异的临床表现，早期可出现腰背部和骶髂部的疼痛和晨僵，少部分患者出现臀部和骶髂部剧痛。文献报道约50%的强直性脊柱炎累及髋关节，临床表现以髋部疼痛、关节活动僵硬甚至强直为主。

二、诊断和诊断标准

强直性脊柱炎的诊断应基于患者症状、体征及实验室检查。下腰部和背部晨僵与疼痛是强直性脊柱炎最常见的主诉。骶髂关节和脊柱椎旁肌肉压痛是强直性脊柱炎早期的阳性体征。X线检查对于强直性脊柱炎具有重要的诊断价值。由于强直性脊柱炎最早累及骶髂关节，X线片上可出现骶髂关节间隙模糊，骨密度增高甚至出现关节融合（图3-1）。X线片上脊柱可出现椎小关节模糊、椎旁韧带钙化以及骨桥形成，晚期可出现典型的"竹节样"改变。

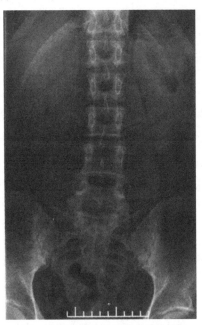

图3-1　强直性脊柱炎X线检查

注：双侧骶髂关节面毛糙、硬化

强直性脊柱炎的诊断仍沿用1984年修订的纽约标准。国际强直性脊柱炎评估工作组（ASAS）于2009年制定了中轴脊柱关节炎的分类标准，该标准具有较高的敏感性和特异性，有助于识别早期阶段的强直性脊柱炎（非放射学中轴脊柱关

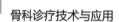

节炎），有助于早期治疗。

（一）ASAS制订的中轴脊柱关节炎主要的诊断依据

1.具体包括：发病年龄<45岁和腰背痛≥3个月的患者，加上符合下述其中1条标准。

（1）影像学提示骶髂关节炎加上1个或者多个脊柱关节炎特征。

（2）HLA-B27阳性加上2个或者以上强直性脊柱炎特征。

2.其中影像学提示骶髂关节炎指的是：

（1）MRI提示骶髂关节活动性（急性）炎症，高度提示与脊柱关节炎相关的骶髂关节炎。

（2）明确的骶髂关节炎影像学改变。

3.脊柱关节炎的特征包括炎性背痛、关节炎、跟腱炎、眼葡萄膜炎、指（趾）炎、银屑病、克罗恩病、溃疡性结肠炎、非甾体抗炎药治疗有效、强直性脊柱炎家族史、HLA-B27阳性、C反应蛋白（CRP）升高。

实验室检测可见炎症指标C反应蛋白和红细胞沉降率增高。HLA-B27对于强直性脊柱炎的患者具有重要的诊断价值，但是需要指出的是健康人也可以出现HLA-B27阳性，HLA-B27阴性的患者也不能完全排除强直性脊柱炎。

三、治疗

强直性脊柱炎尚没有完全根治的方法，其治疗的关键在于早期诊断和合理治疗。强直性脊柱炎的治疗首先要缓解患者症状，其次要尽可能保留患者关节功能，防止其他并发症。强直性脊柱炎的治疗主要包括非药物治疗、药物治疗和手术治疗。

（一）非药物治疗

目前研究和实践已经证实，康复锻炼能有效缓解强直性脊柱炎患者的躯体症状，改善强直性脊柱炎患者的躯体功能、心理状况和生活质量。ASAS制定了非药物治疗的具体方案，主要内容包括：对患者及家属进行疾病知识的宣教；对患者进行长期的社会心理关怀和疏导；指导患者进行康复治疗；鼓励患者保持合理和适度的体育锻炼；对关节和软组织疼痛采取必要的物理治疗；建议患者戒烟。

（二）药物治疗

1.非甾体抗炎药（NSAID）

NSAID常作为强直性脊柱炎的一线治疗药物，已证明可有效缓解中轴及外周症状（包括关节炎及跟腱附着点炎）。对NSAID反应良好是该疾病的特征之一，已被纳入脊柱关节炎的分类标准。不同NSAID的总体疗效与不良反应大致相同，对于某个具体患者而言，对应用不同NSAID的反应可能不同。在得出某一患者对NSAID反应不佳的结论之前，应足量使用至少2种不同的NSAID数周。研究提示，持续、足量服用NSAID可能减缓强直性脊柱炎患者的放射学进展。

2. 肿瘤坏死因子-α抑制剂（TNF-α抑制剂）

多项研究表明TNF-α抑制剂在促进强直性脊柱炎的炎症进展中起重要作用，一系列随机对照临床试验证明TNFi可以明显改善强直性脊柱炎患者的症状和炎症指标，但是否能够延缓强直性脊柱炎的放射学进展，尚无明确定论。目前在临床应用的TNF-α抑制剂主要包括依那西普、英夫利西单抗和阿达木单抗。ASAS对于使用TNFi的指征：诊断明确并且至少经过2种NSAID药物治疗4周以上无效的患者。

（1）依那西普是一种可溶性融合蛋白，由人IgG1的Fc段与TNF-α受体P75的胞外区域结合而成。其作用机制是与可溶性TNF-α结合，从而阻止了细胞因子与细胞表面的受体结合。剂量与用法：50 mg每周1次，皮下注射，或25 mg每周2次。

（2）英夫利西单抗是一种人鼠嵌合型IgG1单克隆抗体，能与可溶性及膜结合型TNF-α结合。应用于强直性脊柱炎患者的剂量比类风湿关节炎患者稍高。剂量与用法：5 mg/kg静脉滴注，输注时间分别为0、2、6周，之后每隔六周1次。

（3）阿达木单抗是一个全人源化的IgG1单克隆抗体。常规剂量是40 mg皮下注射，隔周1次。

TNR的主要不良反应如下：依那西普和阿达木单抗可出现注射部位反应，但通常较轻，无须停药。英夫利西单抗可以引起各型注射反应，包括荨麻疹等皮疹、发热、心动过速，但严重过敏反应罕见。英夫利西单抗可诱导产生中和性抗体而影响疗效，并易于发生过敏反应。另一不良反应是严重细菌感染及机会性感染的风险增加，特别是潜伏结核感染的复发。总体而言，依那西普并发结核的风险无明显升高，但单抗类TNFi并发结核的风险显著增高。其他罕见的不良反应包括脱髓鞘病变和药物诱导的狼疮。TNFi可能会加重心力衰竭。尚无证据表明TNFi会增加淋巴瘤或实体肿瘤的发生风险。

3. 柳氮磺吡啶

柳氮磺吡啶是水杨酸衍生物，在肠道内可被结肠细菌裂解为5-氨基水杨酸与磺胺吡啶，大部分5-氨基水杨酸以原型随粪便排出，而大部分磺胺吡啶被吸收，经肝脏代谢后主要经尿排出。一般认为该药对强直性脊柱炎的外周关节病变有效，对中轴病变的疗效尚未得到肯定。推荐剂量：2～3 g/d，宜从小剂量（0.5 g，每日2次）开始。常见的不良反应有胃肠道和中枢神经系统症状，如恶心、呕吐、腹泻、抑郁、头痛等，停药后症状即可消失；还可致皮疹、肝损害，偶致毒性表皮坏死、药物性狼疮、男性不育。

4. 氨甲蝶呤

有限的研究显示氨甲蝶呤治疗强直性脊柱炎的效果甚微，一般认为该药对强直性脊柱炎的外周关节病变有效，对中轴病变无效。治疗外周病变的剂量和用法：10～25 mg，每周1次口服，皮下注射或肌内注射可减轻胃肠道不良反应。其常见的不良反应有恶心、呕吐、口炎、腹泻、肝脏转氨酶增高，少见的不良反应有可逆性骨髓抑制、肺炎、脱发、致畸胎。用药期间需定期检查血常规和肝肾功能。

5. 糖皮质激素

口服糖皮质激素对强直性脊柱炎的疗效有限，一般不推荐使用。口服糖皮质激素对中轴及外周关节肿痛短期有效，而长期使用可导致骨质疏松症、椎体骨折等并发症。

关节以及跟腱附着点局部注射糖皮质激素可短期改善症状，但可能引起跟腱断裂，因此应避开跟腱注射。患者发生急性虹膜睫状体炎时，局部使用糖皮质激素可获得较好疗效。

（三）手术治疗

强直性脊柱炎累及髋关节可导致关节间隙变窄，严重时可致髋关节强直融合，严重影响患者的生活质量。人工关节置换术是治疗严重髋关节骨性关节炎的最佳方案，但由于强直性脊柱炎患者脊柱、骨盆畸形，并且合并骨盆过伸、骨质疏松和关节周围软组织僵硬，人工关节置换手术难度加大，而且术后髋关节功能恢复不理想，翻修的概率较高，因此需要有经验的关节置换医师来实施这类手术。强直性脊柱炎的患者需要进行详细的术前准备和完善的体格检查。详细评估双下肢长度差异、骨盆倾斜情况、脊柱累积情况、双髋关节活动度和双膝关节活动度。有时单纯关节置换手术不能完全改善患者髋关节功能，还需进行广泛的软组织松懈。

强直性脊柱炎合并脊柱畸形可以进行矫形手术。

第四节 色素沉着绒毛结节性滑膜炎

色素沉着绒毛结节性滑膜炎（PVNS）是一种累及关节滑膜的疾病，主要的病理变化是滑膜细胞大量增殖，毛细血管增多并且扩增充血，滑膜下组织可见大量吞噬含铁血黄素的巨噬细胞，其发病机制尚不清楚，缺乏特异的临床表现。PVNS病理类型分为局限结节性和弥漫绒毛性，80%左右髋关节PVNS为弥漫绒毛性，治疗难度较大，复发率较高。髋关节周围有坚韧的关节囊和韧带限制病灶的局部蔓延，但关节软骨和软骨下骨的损害更加严重。

一、临床表现

PVNS发病隐匿，临床表现因病变部位和程度不同而异。PVNS常常累及膝关节（70%）、髋关节（15%）、踝关节和肘关节。髋关节PVNS的发病率仅次于膝关节PVNS，常见于20～40岁成年人，部分患者可有髋部外伤史，大部分患者以单侧髋部进行性加重的疼痛为就诊原因。查体可见腹股沟中点压痛，髋关节活动受限并以内旋为主，可出现"4"字实验阳性，托马斯征阳性。实验室检查一般无特殊异常，部分患者可出现炎症指标增高。

二、诊断和诊断标准

由于PVNS发病率低，许多医师对其认识不足，因此容易导致漏诊和误诊。PVNS的诊断主要依靠术前影像学检查、术中观察和术后病理学检查，影像学检查包括常规X线、B超、CT和MRI检查，其中MRI检查对本病具有较高的敏感性，可以早期诊断，并且为疾病的治疗方案和预后提供指导。需要指出的是本病的确诊需要组织学活检。

髋关节PVNS早期主要表现为关节周围软组织肿胀。随着病情的变化，增生的滑膜组织会破坏周围骨组织，可伴有关节间隙的狭窄。X线检查对于早期侵蚀到骨组织的PVNS具有诊断价值，但X线检查不能够显示骨组织内部结构，对尚未出现骨破坏的髋关节PVNS缺乏早期诊断价值。CT可以更清楚地显示骨组织的囊性变和PVNS对软骨下骨的破坏，但是CT扫描不能明确病变的性质，不能够与其他累及髋关节的疾病相鉴别。

MRI是诊断PVNS的最佳方法，可以了解病情的进展，为手术方案的制订提供依据，并且是术后判定复发的重要手段。早期病例滑膜组织中含铁血黄素含量较低，MRI表现T1低信号，T2高信号。随着疾病进展，关节周围含铁血黄素颗粒不断沉积，MRI表现T1呈等信号或者略高信号，T2呈低信号（图3-2）。

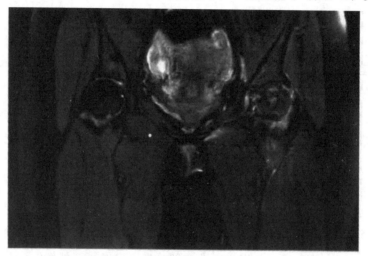

图3-2　髋关节PVNS MRI影像

滑膜组织病理学检查是诊断髋关节PVNS的金标准，镜下可观察到单核细胞、淋巴细胞及吞噬了含铁血黄素的巨噬细胞和单核细胞，随着病情的进展绒毛结构可以发生玻璃样变性。弥漫型和局限型髋关节PVNS具有相似的形态特征。

三、治疗

髋关节PVNS会对关节的功能造成严重的破坏，因此需要早期干预，尽可能保留关节功能。随着对PVNS认识的不断深入，治疗方法也在不断地发展和改进。

（一）非手术治疗

对症支持，限制髋关节活动，减轻患者疼痛，效果有限。

（二）关节滑膜切除术

病灶滑膜的切除可以通过关节切开或者关节镜操作。手术成功的关键在于完整而彻底地清除病变滑膜组织，局限结节病灶相对容易清除，弥漫绒毛性病灶必须充分显露以完整地切除滑膜，然而术后约25%的患者仍有复发，并且需要进一步手术处理。相关研究表明，开放手术和镜下手术复发率无明显差异，关节镜手术具有创伤小、出血少等优势。需要指出的是关节镜下全滑膜切除术对施术者要求更高，需要施术者具有熟练的镜下操作技能。

（三）病灶切除结合术后放疗

由于单纯手术切除病变滑膜组织有较高的复发率，越来越多的学者采用术后联合放射治疗。放射治疗在降低疾病复发率的同时也带来了一些局部和全身的并发症，因此需要权衡使用该技术，以免出现严重的并发症。

（四）关节置换术

关节功能破坏严重时单纯滑膜切除不能改善临床症状，关节置换可以重建患者髋关节功能。对髋关节PVNS进行关节置换手术存在较高松动和翻修可能，这可能与病变滑膜对骨组织的侵蚀破坏有关。手术过程中需要注意以下细节：

1.彻底清除病变滑膜组织，最大限度减少其复发概率。

2.探查周围软组织松紧度，适当松解周围紧张的软组织，尽可能提高术后患者关节功能。

第四章　发育性髋关节发育不良

发育性髋关节发育不良（DDH）是指由于先天性髋臼发育缺陷造成髋臼对股骨头的覆盖不良，导致长期生物力学的异常而逐渐出现股骨头半脱位、负重区软骨退变及股骨头局灶性坏死、严重骨性关节炎的一种常见疾病。

DDH的发病率在世界各地有较明显的差别，我国并没有完整的统计资料，估计新生儿的发病率大概为1‰，约20%的患者有家族史。DDH的发病率以女性患者占绝对优势，我国统计男女性患病比例为1：4.75。地区与种族的发病率有很大差别，这可能与遗传因素、环境影响和生活习惯有关。

手术治疗的主要目的是减轻疼痛，矫正髋臼的形态和恢复髋臼、股骨近端相对正常的解剖结构，处理盂唇撕裂和软骨损害等相关病变，解除股骨头颈交界部与髋臼边缘之间的异常接触和撞击，改善髋关节功能，阻止或延缓骨性关节炎的发展。在众多的保髋手术术式中，由瑞士伯尔尼大学附属医院Ganz等报道的髋臼周围截骨术（PAO）已得到大家的广泛认可，成为目前成人DDH外科保髋治疗的主流手术术式，也是本章重点介绍的手术方法。该术式能够有效增加股骨头覆盖和改善髋臼与股骨头的吻合度，从而延缓甚至阻止DDH向继发性骨性关节炎转变的进展。多家临床医学中心相继报道的中长期临床随访结果令人满意。其中，据瑞士伯尔尼大学附属医院报道，在其最初所做的63例患者75髋中，20年的平均生存率为60%，30年的平均生存率为29%。

第一节　DDH 的病理和分型

一、病理

DDH患者存在实质性的骨性与软组织结构畸形，表现为髋臼外上方和前方缺损，髋臼变浅，髋关节中心外移，髋臼和股骨关节面对合关系不正常，容易导致髋关节不稳定、关节局部负荷过度集中、撞击或者几种情况同时并存，这些情况都会导致关节软骨过早退变而继发骨性关节炎。

（一）髋臼侧病变

主要包括髋臼前后倾角的异常；髋臼外翻角增大；髋关节旋转中心外移；髋臼变浅对股骨头覆盖不足。由于髋臼覆盖不良和关节不稳定，成人DDH患者盂唇的典型表现是增生肥大，有时可见盂唇囊肿。在负重时盂唇常被关节面挤压而发生撕裂和翻转，造成其下方关节软骨退化，引发髋关节疼痛、弹响和退行性变，有症状的DDH患者中约90%存在盂唇损伤。

（二）股骨侧病变

主要包括股骨头形状及大小的变化；股骨颈前倾角增大，甚至超过60°以上，偏心距减小，颈干角增大，大转子上移等。

二、分型

主要适用于进行人工髋关节置换术的患者，目前针对适用于保髋手术患者的分类方法缺失，需要进一步关注。

（一）Crowe 分型

根据X线片测量股骨头移位距离与股骨头及骨盆高度的比例将DDH分为4型。Ⅰ型：股骨头移位占股骨头高度不到50%，或骨盆高度不到10%；Ⅱ型：股骨头移位占股骨头高度的50%～75%，或骨盆高度的10%～15%；Ⅲ型：股骨头移位占股骨头高度的75%～100%，或骨盆高度的15%～20%；Ⅳ型：股骨头移位超过股骨头高度的100%，或骨盆高度的20%。

（二）Hartofilakidis 分型

将DDH分为三型，在临床上较为常用。Ⅰ型：发育不良，虽有不同程度的不全脱位，但股骨头仍包含在真臼中；Ⅱ型：低位脱位，股骨头已位于假臼中，但假臼仍有部分与真臼相接，术中真臼很容易被忽略；Ⅲ型：高位脱位，股骨头向后上方移位，假臼位于真臼后上方髂骨翼上且真假臼不相接。

第二节　DDH 的临床表现

一、症状

DDH患者在早期无明显的症状，随着时间的推移，多数患者在20～40岁会产生症状。初期表现为髋部的酸胀不适，久站或长时间行走后加重，休息后有所好转；之后逐步出现髋部疼痛，以大腿根部、腹股沟区为主。早期髋关节活动无明显受限。值得注意的是，髋关节出现疼痛往往意味着髋关节软骨已经发生了损伤；髋关节疼痛的严重程度与关节软骨损伤的程度和范围有一定的关系。随着病情的发展，髋关节的疼痛进一步加重，髋关节的活动受到明显影响，患者往往要借助于拐杖或者止痛药物才能行走。

二、体征

体格检查包括对站姿、步态、肢体长度、肌力和关节活动度的全面评估。合并关节内病变的患者站立时会表现出髋关节屈曲畸形和防痛步态，表现为站立期缩短和步长缩短。股骨颈前倾角的增加往往表现为髋关节内旋角度增加。如果内旋角度变小，髋关节往往已经出现继发性骨性关节炎。单足站立试验阳性。股骨髋臼撞击试验阳性表明存在骨性异常且伴有盂唇损伤，典型疼痛位于腹股沟区域。髋关节滚动试验阳性提示髋关节存在关节内病变。

第三节　DDH 的影像学检查

一、X 线片

（一）骨盆正位

可以明确DDH的诊断及其严重程度（图4-1）。

1. 中心边缘角（CE角）。股骨头中心点到髋臼外侧缘的连线与通过股骨头中心点垂线的夹角。正常情况下，CE角＞25°，临界值为20°＜CE角＜25°，即CE角＜20°可以诊断。

2. Tonnis角。髋臼负重区的倾斜角，正常髋关节中，这个角度应该小于10°。

3. 髋臼前后倾。观察髋臼的前缘和后缘。如果前缘跨过后缘，即显示有交叉征，表明髋臼存在后倾。

4. Shenton线。正常闭孔上缘弧形线与股骨颈内侧弧形线相连在一个抛物线上，如果不连续表明继发于髋关节发育不良引起的半脱位。

5. 如果髋臼边缘存在骨折表示此处有应力集中。

6. 髋关节间隙大小可以用来评估关节软骨退变的程度。

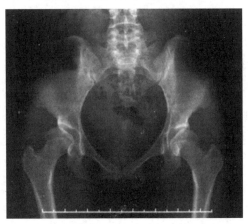

图4-1　骨盆正位X线片，双侧DDH

（二）骨盆蛙式位

患者仰卧于摄影台上，双髋和双膝弯曲，两足内缘并拢，双下肢分开外旋与台面呈30°，中心线对准耻骨联合上方5 cm处垂直射入。常用于观察双侧髋关节的对合、复位和覆盖情况，同时可以观察股骨头的病变、股骨颈部的骨质及有无发育畸形等。

（三）假斜位

患者站立，患髋靠着X线片盒，骨盆旋转至与片盒呈65°，但同侧的足仍然与片盒平行。可以用来评估股骨头前方的覆盖。前中心边缘角：股骨头中心点到髋臼前缘的连线与通过股骨头中心点垂线之间的夹角。正常情况下此角应大于25°。

（四）外展功能位

髋关节置于最大外展的位置，可以用来模拟截骨需要纠正的角度，观察髋关节的对合、复位和覆盖情况。

二、CT 检查

CT能够在三维空间观察髋臼和股骨头在冠状面、矢状面和横断面的变化。CT测量股骨颈前倾角既简便又准确，股骨内外髁中点连线与股骨颈纵轴线重叠后的夹角即为股骨颈的前倾角，正常成人为10°～15°。三维（3D）CT可清晰地显示髋臼和股骨头以及周围组织的各种病理改变，作为术前评估和术后评价方法均优于其他检查方法，并能进行手术模拟，为制订个性化治疗方案提供帮助。

三、磁共振检查

磁共振成像（MRI）具有较高的组织分辨率，同时可多参数成像，对显示关节复杂的三维结构及组织层次具有明显的优势；磁共振血管造影术（MRA）是使血管成像的磁共振技术，一般无须注射造影剂即可实现血管造影，从而可多角度观察血管。MRI和MRA是目前诊断关节软骨损伤及软组织病变的最佳影像手段。目前临床上常用的检查方法包括常规髋关节MRI、静脉增强髋关节MRA（间接造影）、直接髋关节MRA（直接造影）检查。对三者的比较研究发现，直接髋关节MRA具有明显优势，在诊断的可靠性与准确性上远高于其他两者。因此，除了常规髋关节MRI外，我们对DDH患者常采用B超引导下直接髋关节MRA来诊断关节内的病变；通常注入0.8%～1%的钆喷酸葡胺15～20 mL，造影剂的存在使得关节内组织结构对比明显，诊断更为准确可靠。

DDH患者常伴有髋臼唇盂损伤与软骨损伤，MRI和MRA的应用可以帮助分析髋臼盂唇形态结构以及与异常应力相关的影像学特征（如软骨的病变等），可以明确病变的特性，为切开手术或关节镜手术提供了可靠依据，为病变在术中的定位提供可靠的参考价值，也可以用于评估手术效果与预后。

第四节　成人 DDH 的治疗

没有疼痛的DDH患者无须手术治疗，但需定期进行随访，一旦出现髋部疼痛，特别是对伴有日常活动受限的患者，则需要手术治疗。手术治疗的主要目的是减轻疼痛，矫正髋臼的形态以及恢复髋臼、股骨近端相对正常的解剖结构；处理盂唇撕裂和软骨损害等相关病变；解除股骨头颈交界部与髋臼边缘之间的异常接触和撞击；改善髋关节功能、阻止或延缓骨性关节炎的发展。

一、成人 DDH 外科保髋治疗

外科手术方法较多，目前主流的手术术式为髋臼周围截骨术（PAO），在本书中将会予以重点介绍。随着3D打印技术的普及与盛行，对于DDH伴有股骨头明显的增大畸形，我们也会采用3D打印模型导引下股骨头成形术与髋臼内截骨术进行治疗；有些DDH患者需要联合股骨近端截骨术（PFO）会取得更佳的疗效；对出现骨性关节炎的晚期患者，一般选择进行人工髋关节置换术（THA）或者全髋关节表面置换术（HRA），髋关节融合术现已很少被使用。

二、髋臼周围截骨术

（一）手术适应证

有症状的DDH患者；无或者轻度的继发性骨性关节炎，即Tonnis骨性关节炎分期1~2期；中青年；关节活动度正常或基本正常；功能位X线片显示髋臼与股骨头的对应关系较好，或明显改善；股骨头变形不显著，或通过关节内手术能够改善股骨头的形态。

（二）手术禁忌证

中度以上的继发性骨性关节炎，即Tonnis骨性关节炎分期2期以上；老年人；髋关节变形严重；肥胖；关节活动严重受限；存在严重的合并症；依从性差等。

（三）术前计划

影像学资料评估下列内容：发育异常的角度及特征；恢复至Tonnis臼顶角正常、复位半脱位并改善稳定性需要矫正的角度与方向。行PAO时，股骨近端的发育异常可能也需要治疗。髋臼关节或者盂唇的损伤也应该考虑在手术方案中，为了实现远期效果，可经髋关节镜（在PAO前）或术中关节囊有限切开进行有效治疗；针对DDH患者的盂唇损伤进行单独的治疗是禁忌证。撕裂的臼唇经常与髋关节的其他异常有关，如髋臼股骨撞击症或者DDH，为了达到最佳治疗效果也需要矫正。为了给术后功能活动做准备，术前需要指导患者部分负重的锻炼技巧。

（四）手术技术

1. 体位

患者仰卧于手术床上，患肢进行消毒及铺巾。向上至肋膈下缘；向后至少消毒至髂骨后1/3；向内侧过脐。

2. 入路

通常采用标准的前方Smith-Peterson手术切口与入路。笔者团队采用的切口与此略有不同，习惯于使用髂腹股沟（Bikini）切口，此切口相对美观，但缺点在于坐骨前方截骨显露不充分。因此，我们常规加做大腿根部内侧辅助纵向手术切口以更好地显露坐骨。

3. 坐骨支显露及截骨

经大腿根部内侧辅助纵向手术切口依次切开。长收肌是重要的标志，从其内侧缘深入，即长收肌与股薄肌间隙经短收肌、大收肌与耻骨肌间隙到达手术部位。使用Hohmann拉钩暴露坐骨支，克氏针定位满意后，使用30°角骨刀进行坐骨支截骨。透视确认截骨位置正确、深度满意，使用纱布暂时填塞切口。

4. 髂腹股沟切口浅层分离

皮肤切开至皮下组织，显露腹外斜肌及臀中肌表面筋膜，向后切开至髂前上棘，沿两肌间隙进入。锐性切开髂嵴骨膜，骨膜下剥离髂骨内板，纱布填塞止血。进入阔筋膜张肌与缝匠肌间隔显露髂嵴骨膜，避免损伤股外侧皮神经。阔筋膜张肌从肌间隔及近端隔膜钝性分离，直到可触摸到髂前上棘。

于髂前上棘处连同一薄骨片剥下缝匠肌，术后可原位缝合而不需要螺钉固定。也可使用2.5 mm钻头在髂前上棘周围钻孔，前部截骨截下一约1 cm×1 cm×1 cm的骨块，方便内侧显露及之后修补。

5. 深层分离

屈曲内收髋关节，方便骨盆内深部及耻骨上支显露。股直肌反折头从与直头连接处分离出来。股直肌直头和下面的关节囊髂肌一起分离并向内侧及远端反折，暴露出关节囊。髂肌、缝匠肌及腹部内脏牵向内侧。纵向切开腰肌鞘，向内侧牵开腰肌，显露出耻骨上支至髂耻隆起内侧。

6. 截骨

截骨的顺序通常为坐骨前方、耻骨上支、髋臼上髂骨、髋臼后柱截骨。

（1）坐骨前方截骨：如不采用大腿根部内侧辅助纵向手术切口时，坐骨的截骨方法为，打开内侧关节囊与髂腰肌肌腱间隙，用长柄Mayo剪扩大间隙，将Lane骨膜剥离器尖端插入髋臼下的坐骨骨突下。剪刀及骨剥的位置有利于术中透视确认位置。

髋关节屈曲45°，轻度内收。将30°角度骨刀（20 mm）小心地插入上述内侧关节囊与髂腰肌肌腱间隙，其尖端放置在坐骨前侧髋臼下沟的上部，恰位于闭孔外肌肌腱的上方。靠近闭孔外肌肌腱近端放置以帮助保护附近的旋股内侧动脉。坐骨的内侧及外侧面应用骨刀轻柔地抵住，术中透视前后位及斜位以确认骨刀的位置（髋臼下唇下约1 cm）（图4-2）。骨刀从后方打入15～20 mm深，穿过坐骨的内外侧骨皮质。经外侧骨皮质坐骨截骨时，不能深入太多，因为附近就是坐骨神经。

（2）耻骨上支截骨：髋关节保持屈曲内收位，以放松髋关节前方软组织。髂腰肌肌腱及内侧结构轻柔地向内侧牵开。耻骨上支沿骨膜下剥离，将两把Hohmann拉钩打入髂耻隆起内侧至少1 cm处及耻骨上支的前后面，以保护闭孔神经和血管，用克氏针定位。术中透视前后位以确定耻骨上支截骨部位及方向。

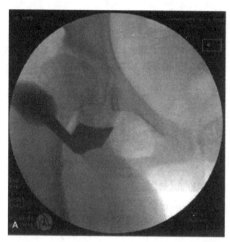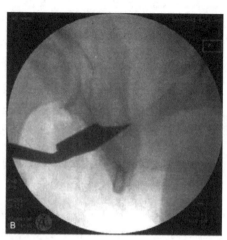

图4-2　坐骨前方截骨术中透视图

注：术中透视确定截骨部位及方向。A.前后位；B.45°斜位

从上方观察截骨垂直于耻骨支的长轴，但不能从前方观察从内远端向外近端截骨，可以使用Gigli线锯从拉钩周围向外锯，或使用骨刀由外向内截骨。截骨的关键是保证在髂耻隆起的内侧操作，以免进入髋臼内侧。

（3）髋臼上髂骨截骨：前外展肌的下方骨膜下行1.5～2 mm的小窗，恰在髂前上棘的远端，不干扰外展肌起点髋关节轻度外展伸直位，用窄骨膜剥离器将骨膜向后坐骨大切迹方向剥离，但不进入大切迹。将窄长带尖的Hohmann拉钩放置在骨膜下小骨窗内，距骨盆内缘1 cm打入克氏针定位，透视下确认位置无误，从侧位像上观察Hohmann拉钩的尖端应顶在坐骨切迹的顶点。直视下摆、锯截骨，与Hohmann拉钩一致方向，生理盐水冲洗局部降温，一直截到髂耻线上方1 cm（最好前侧至坐骨切迹）。髂骨的截骨结束点正是髋臼周围截骨的后上角，这个角也是后柱截骨的开始点，位于坐骨切迹和后臼之间。在这一点上，髋臼骨块远端平行髂骨截骨线拧入1枚带T柄的Schanz钉，恰好位于髋臼顶上方。

（4）髋臼后柱截骨：髋关节再次保持屈曲内收位，放松髋关节前方软组织。反转Hohmann拉钩尖端放置在坐骨棘。用1.5 cm宽的骨刀经内侧皮质截骨，向后达髂骨截骨面，经过髂耻线和内侧四边形骨板，在髂骨斜位片透视上平行于坐骨切迹的前缘，向坐骨棘方向。

当完成最后的后下方臼下截骨时，必须在髂耻线下方至少4 cm处实施截骨，避免进入关节窝。后柱的截骨先从内侧开始，再经坐骨外侧壁完成。坐骨后柱较前部的坐骨宽，如果从上向下观察，坐骨类似三柱体，最窄的顶端位于坐骨切迹的前缘。因此，骨刀不应该垂直于中间的四边形的骨板。相反地，骨刀内侧边应远离坐骨切迹方向倾斜10°~15°。在一个真正的冠状面上，垂直于后柱的外侧皮质完成截骨。术中X线透视再次确认正确的截骨角度和部位。

最后的截骨部位在连接前侧和后侧截骨面，四边形骨板的后下内角30°长柄骨刀将上述的两个截骨面连成一体。关键步骤：骨刀的刀刃放置在两截骨的连接处，刀面与四边形骨板不能大于50°角，以防骨刀从前侧不小心进入髋臼内。

7. 髋臼旋转定位

2.6 cm直Lambotte骨刀放置到髋臼上的髂骨截骨面，可确认外侧骨皮质截骨完成情况，同时还可在髋臼移位时保护髋臼上方的髂骨骨松质。尖头的Weber骨钳放置到髋臼骨块的上支部，用同样方法，在前方安装Schanz钉手柄。薄板撑开器放置到髂骨后上方完全截骨部与前侧Lambotte骨刀之间，轻缓撑开撑开器，用Weber骨钳及Schanz钉同时移动髋臼骨块。确认后侧及前侧的截骨完全是很重要的，否则骨块就不能自由旋转。如果外侧骨皮质还完整，同时在外侧形成铰链，髋臼骨块会向远端及外侧移位，可以用窄骨刀或者30°角宽骨刀检查截骨完成情况。

一旦骨块完全游离，它就可以放置到想要矫正的位置和角度。如前所述，髋臼最常见的发育不良位置在前侧及外侧。因此，最普遍的操作方法是先轻轻上提骨块至臼顶部增加覆盖，再向外、向远端及内旋分三步移动骨块。操作妥善，则髋臼骨块的后下角应轻压缩进髂骨上完整的截骨面内，髋臼骨块上方明显的骨突应与完整的髂骨棘大体成一直线。在髋臼骨块移位后，X线片的"泪滴征"及与股骨头的关系应上升，且向外侧倾斜的量与骨块向外矫正的量相等。

预想的前外侧覆盖完成后，有必要再将髋臼骨块向内侧移动一点，以重建股骨头与内侧骨盆的关系。这样能维持股骨头与骨盆间适当的生物力学关系。

8. 髋臼固定

髋臼移位完成后，2.5 mm的克氏针从近端向远端穿过髂骨固定到髋臼骨块的分叉部，通过透视最后一次确认髋臼骨块的位置。在前后位及斜位进行评估：包括外侧CE角、AI角、髋臼前倾角、Shenton线等。在应力位，检查髋关节自完全伸直位到屈曲100°位间股骨头前方的覆盖是很重要的，确保股骨头没有过度覆盖，也没有因股骨畸形产生撞击。如果查体或者透视时髋关节屈曲<90°，有必

要重新移动髋臼骨块或处理股骨侧畸形。

测量克氏针的深度，使用3.5 mm或4.5 mm的螺钉予以固定，术中透视骨盆前后位、闭孔斜位、髂骨翼斜位确认螺钉的位置及长度，并确保螺钉未进入关节腔。对韧带松弛、神经肌肉系统疾病或者骨质较差患者，为了增强稳定性，可以从前向后，从髂前下棘后侧至髂骨下方拧入1枚"本垒打"螺钉。笔者团队的做法是，在常规螺钉固定的基础上，加用1块小钢板固定以增强其稳定性。髋臼截骨块螺钉固定完成后，髋臼骨块的髂前骨突可取骨用于骨移植，截骨面可以放置明胶海绵帮助止血。

9. 关闭切口

取出切口内填塞的纱布，彻底冲洗。髂肌下放置负压引流管。使用坚韧可吸收性缝线将带缝匠肌的薄骨片缝合回髂前上棘处。注意在髂嵴上方一定要适当松紧地关闭切口，在髂嵴上可再钻孔用坚韧可吸收性缝线穿孔固定外展肌、髂肌及腹外斜肌的止点，逐层关闭切口。

（五）术后处理

多模式镇痛管理；术后当天及卧床期间加强床上足踝泵及股四头肌功能锻炼，避免深静脉血栓形成；预防异位骨化；术后第2～3天可扶双拐下地活动，患肢不负重行走及进行下肢功能锻炼；术后6周视情况部分负重，逐渐进行患肢直腿抬高、侧卧、侧抬腿等加强髋关节周围肌肉肌力的锻炼，改善行走步态；术后10～12周依据复查及骨愈合情况开始弃拐行走，并进行步态练习。

（六）手术并发症

并发症的发生与疾病的严重程度以及医师的学习曲线和经验有密切关系。Ganz等报道了使用该术式治疗63例75髋的早期经验，共出现28个早期并发症，严重并发症均出现在前18例手术中。Davey等曾对同一施术者所做的70例伯尔尼髋臼周围截骨术进行研究，严重并发症的发生率从前35例的17%下降到后35例的2.9%。常见并发症包括神经和血管损伤、髋臼骨块旋转不良、继发性髋臼股骨撞击综合征、髋关节活动度减少、内固定失效、关节内截骨、骨不连、异位骨化、血肿形成等。

（七）结果

轻度髋关节骨性关节炎（关节间隙＞2 mm，没有明显半脱位）的年轻患者（＜35岁）术后明显改善，且至少维持20年；中至重度髋关节骨性关节炎的年长患者术后症状能明显改善，但是这些症状的缓解是短暂的，最终可能需要施行关节表面置换或者髋关节置换术。

（八）关节内病变的处理

DDH患者中有些会合并髋关节撞击综合征，引起持续性的疼痛，采取全面的体格检查和影像学检查可提高髋臼侧畸形、股骨头颈部凸轮畸形和盂唇损伤等的检出率。在PAO实施的同时或者分期予以相应处理，可以进一步提升PAO的临床疗效。目前常用的手术方式包括联合使用髋关节脱位手术或髋关节镜治疗等。

三、3D打印模型导引下股骨头成形术与髋臼内截骨术

（一）手术适应证

有症状的DDH患者，伴有股骨头明显的增大变形；无或者轻度的继发性骨性关节炎，即Tonnis骨性关节炎分期1~2期；中青年；关节活动度正常或基本正常；功能位X线片显示髋臼与股骨头的对应关系较好，或明显改善。

（二）禁忌证

同PAO。

（三）术前计划

除了包括与PAO术前相同的评估外，患者需要常规进行骨盆CT三维扫描。根据CT三维重建资料，分别打印相应的等比例骨盆与股骨近端模型，用于分析髋臼侧骨缺损部位及大小、股骨头侧变形部位及程度，以及头臼匹配情况等，模拟术中髋臼侧截骨部位及需要矫正的角度与方向。同时需根据股骨头侧的形态及畸形部位，模拟术中进行股骨头侧成形术，以便取得良好的头臼覆盖与匹配，获得最佳的手术治疗效果。

（四）手术技术

1. 体位

患者仰卧于手术床上，患侧臀部垫高，患肢及术野进行常规消毒及铺巾，向上至肋膈下缘，向后至少消毒至髂骨后1/3，向内侧过脐。

2. 入路

通常采用标准的前方Smith-Peterson弧形手术切口与入路。

3. 浅层与深层分离

先行髂前上棘远侧切口切开皮肤、皮下组织，避免损伤股外侧皮神经，沿阔筋膜张肌与缝匠肌间隙进入，经股直肌外侧并将股直肌拉向内侧，暴露髋关节前

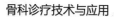

方关节囊，纱布填塞止血。

沿髂嵴外侧缘行髂前上棘近侧切口切开，与远侧切口汇合，避免损伤股外侧皮神经，紧贴髂骨外侧板操作，将阔筋膜张肌剥离，充分显露髋关节囊前方及髋臼后外上方。

4.3D打印模型导引下股骨头成形术

沿髋臼缘与股骨颈长轴方向"T"形切开关节囊，显露股骨头并将其前脱位，将股骨头圆韧带自股骨头附着处切除。根据术前3D打印模型股骨头侧的畸形部位与术前手术设计，行股骨头成形术，之后将股骨头复位，将患肢向远端牵引，将股骨头向内侧推挤，2.5 mm克氏针从股骨近端外侧、沿股骨颈长轴方向将股骨头与髋臼固定，"C"臂机透视确定位置满意。

5.3D打印模型导引下髋臼内截骨术

确定髋臼边缘，并显露其近端骨质。根据术前髋臼侧3D打印模型上制订的髋臼截骨部位与方向，用骨刀于髋臼缘上5~8 mm处进行相应的髋臼内截骨，并将截骨块撬向外下方，增加头臼覆盖与头臼匹配。髋臼截骨块关节外部分采用楔形髂骨块支撑，据截骨部位大小采用2~3枚空心螺钉固定髂骨块。"C"臂机透视，观察头臼覆盖与头臼匹配情况，并与术前比较。

6.关节囊紧缩加强缝合

将切开关节囊予以复位，多余关节囊切除，进行关节囊紧缩加强缝合，防止髋关节脱位发生，拔出克氏针。

7.关闭切口

止血，彻底冲洗，在髂嵴上用坚韧可吸收性缝线修复外展肌，逐层关闭切口。

（五）术后处理

多模式镇痛管理；术后当天及卧床期间加强床上足踝泵及股四头肌功能锻炼，避免深静脉血栓形成；预防异位骨化；术后6周内患肢避免负重，6周后视情况部分负重，逐渐进行患肢直腿抬高、侧卧侧抬腿等加强髋关节周围肌肉肌力的锻炼，改善行走步态；术后10~12周依据复查及骨愈合情况开始弃拐行走，并进行步态练习。

四、股骨近端截骨术

（一）手术适应证

DDH患者外翻角过大、前倾角过大，髋臼股骨头不匹配，包容性欠佳。

（二）手术禁忌证

患者髋关节活动度明显受限，无法满足矫正需要。

（三）术前计划

透视检查必须证实通过截骨操作能改善髋关节的匹配和力学；量化股骨颈前倾的程度以确定所需要矫正旋转的幅度；术前绘图应当使施术者能根据术中可以辨明的参考点来决定截骨的水平和部位，植入物的进针点和进针方向。

（四）手术技术

股骨近端截骨术包括内翻截骨术、外翻截骨术、去旋转截骨术，手术的最终目的是恢复髋关节的匹配度和正常的生物力学。

1. 入路与显露

患者仰卧位，采取股骨近端外侧标准入路，自大转子隆起处起在大腿上段外侧沿股骨做10～12 cm纵向切口；切开其下的阔筋膜，显露股外侧肌及位于大转子的滑囊；股外侧肌在其起点处横行切断，该部位前方对应于臀中肌止点的下缘；以"L"形方式沿其后侧边缘，在臀大肌止点的前方继续分离股外侧肌往下，小心辨认和电凝所遇到的穿支，股外侧肌自骨膜下剥离至显露足够的股骨外侧面以安放钢板。

2. 截骨与固定

在部分DDH患者进行PAO时需要同时进行股骨近端截骨来帮助矫形；但对于某些DDH患者，股骨近端截骨亦可单独施行。髋外翻伴髋臼轻度畸形的患者可进行单独的股骨转子内翻截骨以改善关节的匹配程度。对于股骨头变扁平、其内侧有大量骨赘的DDH患者，可进行股骨转子处的外翻截骨以改善关节的覆盖，并使股骨头中心点内移，改善外展肌功能。对前倾角过大的患者需进行去旋转截骨术。

在计划好的截骨部位（小转子的上缘），用一弯的窄骨膜剥离器将骨膜环行剥开。在截骨近端打入1枚斯氏针，截骨后通过控制斯氏针来达到内翻或者外翻的目的。对股骨前倾角大的患者，可于计划截骨线的远近侧由前向后方向置入2枚互相平行并垂直于股骨长轴的克氏针（2.5 mm），当去旋转时，两针间的夹角

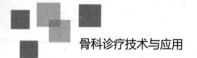
能准确显示出矫正的幅度并有助于在钢板固定过程中维持复位。克氏针临时固定，透视达到满意的位置后，采用钢板予以固定，再次透视，若位置满意、螺钉长度合适，可去除克氏针。反复冲洗，修复股外侧肌，逐层缝合。

（五）手术并发症

截骨位置选择不当所致的骨折不愈合或者延期愈合，内固定失效，术中未考虑旋转对线将会出现下肢的外旋畸形等。

第五章　寰椎骨折脱位

第一节　枕骨髁骨折

枕骨髁骨折（OCF）是一种较为少见的损伤，自1817年Bell首次报道至今，随着影像学技术的发展，尤其是CT三维重建的应用，枕骨髁骨折的报道逐渐增多，但由于早期临床表现不明显、X线检查困难等原因，在临床上常被忽视。

一、流行病学和损伤机制

枕骨髁骨折通常是高冲击钝性损伤所致，占外伤入院患者的0.1%～0.4%。其中机动车事故是最常见的原因（55%），高处坠落伤占34%，头部被袭击占9%。高达56%的伤者合并外伤性颅脑损伤（TBI），20%～31%的伤者合并其他颈椎损伤。

二、解剖特点

枕骨髁是枕骨外部枕骨大孔前外侧成对的骨性突起，与前方的枕骨基底部、后方的枕骨颞鳞部共同围成枕骨大孔。

横断面上枕骨髁表现为椭圆形或蚕豆形，凸面向下与寰椎的上凹面组成关节，在冠状面枕骨髁自外上向内下倾斜；正中矢状面成人枕骨髁向内下倾斜角度为25°～28°。Pearson分析发现枕骨髁长度及周长与面积之间存在明显相关性，椭圆形枕骨髁周长最大，手术操作成功率较高。

枕骨髁与寰椎侧块形成寰枕关节，该关节为双轴性椭圆关节，两侧关节同时活动，可使头做俯仰和侧屈运动。寰枕前膜是前纵韧带的最上部分，联结枕骨大孔前缘与寰椎前弓上缘之间。寰枕后膜位于枕骨大孔前缘与寰椎后弓上缘之间。以上韧带的损伤可导致寰枕关节的不稳定性。另外，由齿状突向外上方延至枕髁内侧的翼状韧带在外力作用下可引起枕骨髁的撕脱性骨折。

枕骨髁相邻重要的结构包括上方的舌下神经、内侧的脑干、后外侧的椎动脉及C1神经根、上外侧的导静脉及乙状窦、枕骨髁腹侧的咽后软组织，手术应避免损伤上述结构。

三、分型

临床上应用最广泛的枕骨髁骨折分类系统是1988年的Anderson和Montesano分型，根据创伤机制和骨折后形态学变化将枕骨髁骨折分为3型：Ⅰ型为碰撞型骨折，是枕骨髁粉碎型骨折伴微小碎骨片移位；Ⅱ型为枕骨髁裂纹骨折，骨折线可延伸至枕骨斜坡，是枕骨基底伴枕骨髁的大块状骨折，可累及一侧或两侧枕骨髁；Ⅲ型为枕骨髁撕脱骨折，是位于翼状韧带附近的骨折类型，碎骨片自枕骨髁下内侧面向枕骨大孔方向移位。

Ⅰ型及Ⅱ型的顶盖膜和双侧翼韧带完好无损，故认为此型为稳定性骨折；Ⅲ型枕骨髁发生撕脱骨折后患侧翼状韧带损伤或松弛，健侧翼状韧带和顶盖膜被拉紧而致翼状韧带部分或全部撕裂，该型为潜在不稳定型。

1997年Tuli根据X线片和CT观察骨片有无移位及MRI检查评价是否存在韧带损伤，判断头颈交界区损伤的稳定程度，为枕骨髁骨折的处理和治疗又提出了一种新的分类方法，将枕骨髁骨折分为Ⅰ型无移位型和Ⅱ型移位型，Ⅱ型又被分为Ⅱa型（只有骨折而无韧带损伤）和Ⅱb型（骨折伴韧带损伤）。Ⅰ型和Ⅱa型是稳定性骨折，而Ⅱb型为非稳定性损伤。

四、辅助检查

（一）X线片

传统X线对于评价头颈交界区的损伤很困难，尤其是可能看不到枕骨髁骨折或对其征象认识不足。枕骨髁在头颅正侧位像上均显示不清，据文献记载，只有20％的病例能在颅底骨折标准X线片上看到骨折，但并不能看清枕骨髁。颈椎前后位上颌骨与枕骨重叠，侧位像枕骨髁与乳突重叠，因此枕骨髁骨折在X线片上很难做出准确诊断，但是颈椎侧位上颈段颈前软组织肿胀，可对枕骨髁骨折做出提示。另外寰枢椎的开口位可用于显示寰枕、寰枢间的解剖关系。

（二）CT表现

CT检查是诊断枕骨髁骨折的首选且准确的诊断手段。对于头颈联合损伤的患者，除常规CT观察有无颅内损伤以外，还应做环枕区的薄层CT检查，一般采用1~2 mm层厚，自颅底至C_2下缘，利用骨窗和软组织窗仔细观察环枕结构。直接冠状扫描不适于颅颈交界区损伤患者，特别是具有潜在或已证实的上颈椎骨折或不稳定型损伤的患者。最佳的显示方法是采用螺旋扫描薄层三维重建，将采集的数据进行冠状、矢状重建，以明确骨折的范围和类型，创伤后10～12周的CT复查也很必要，用以观察骨折的愈合情况。

（三）MRI表现

枕骨髁骨折MRI检查的重要价值在于评价头颈交界区的软组织，特别是韧带结构的损伤，可作为CT的重要补充。MRI图像在评价韧带结构，尤其是顶盖膜和环横韧带方面的应用已很成熟并在逐渐提高，MRI不仅可见到韧带不全或完全撕裂的直接征象，还可见骨折区域脊髓内水肿的间接征象。另外，MRI在评价脑组织、脊髓、神经和血管等结构的损伤方面也很有价值。

五、诊断

临床上枕骨髁骨折缺乏典型的症状和体征，因此影像学检查对枕骨髁骨折的诊断非常重要，但因颅面骨的重叠，对于多发伤患者，常规头颅和颈椎X线片很难发现异常，CT可作为诊断枕骨髁骨折的首选方法。

六、治疗

绝大多数枕骨髁骨折病例可采取保守治疗。根据Tuli分型指导临床治疗，Ⅰ型及Ⅱa型采取硬颈围固定6～12周，Ⅱb型需用Halo架外固定。少数文献报道对于伴神经症状的不稳定枕骨髁骨折，手术切除移位碎块后，患者神经症状得到改善。夏磊等提出，几乎所有枕骨髁骨折能保守治疗，对枕骨髁骨折伴有寰枕损伤的患者可采取Halo架外固定术或枕颈固定融合术。

第二节　寰枕关节脱位

寰枕关节脱位（AOD）是一种罕见的、极不稳定的颅颈交界区损伤，由于具有强大的韧带支持，该损伤也可定义为急性外伤性枕骨寰椎间骨韧带不稳。

一、流行病学及损伤机制

寰枕关节脱位由Blackwood在1908年首先报道，占致命性脊髓损伤的15%～20%。公认的脱位占全部急性颈椎损伤的0.67%～1.0%，而根据Bucholz和

Burkhead报道，在致命性机动车事故受害者中发生率为8%。该损伤在儿童中更为常见，这是由于该年龄段韧带松弛，枕骨髁与寰椎关节面不匹配。

车祸和高处坠落伤是寰枕关节脱位的主要致伤原因。若头面部遭受突然打击，而颈部和躯干依惯性继续向前，则可能在枕骨和寰椎连接处造成剪切作用，导致寰枕关节脱位。寰枕关节前脱位由Kissinger和Malgaigne在尸检标本中首先描述，发生机制是交通事故中常见的寰枕过伸和寰枕分离，常并发的颌下裂伤、下颌骨骨折、咽喉壁裂伤证实了这一损伤机制。

二、解剖特点

枕骨大孔两侧各有一枕骨髁，其表面隆凸与寰椎侧块的上下关节面互相咬合，构成寰枕关节。寰枕关节借助于寰枕前、后膜及关节囊、韧带加强其稳定性。Werne等通过解剖证实覆膜和翼状韧带是维持寰枕关节稳定的主要因素，若去掉两者则枕部就可能相对寰椎向前脱位。

三、分型

1986年Traynelis根据枕部相对于寰椎的移动方向，将寰枕关节脱位分为3型：Ⅰ型为枕骨相对寰椎向前移位；Ⅱ型为枕骨与寰椎纵向分离；Ⅲ型为枕骨相对寰椎向后移位。

四、辅助检查

（一）X线片

颈椎开口位和正位片上，寰枕关节受到下颌骨和牙齿的遮挡，颈椎侧位片上寰枕关节与X线投射平面平行，所以都无法直接观察。在X线片上观察寰枕关节移位有3种间接方法。

1. 评估斜坡和齿状突之间的关系

斜坡是一个骨性平台，它始于背鞍，终于底穴（枕骨大孔前缘）；斜坡中点到齿状突及底穴到齿状突的垂直距离小于5 mm。

2. 齿状突-颅底关系（BDI）

在头颅处于中立位时，齿突的尖端和枕骨大孔前缘成垂直关系，成人齿状突尖端和颅底之间的正常距离是4～5 mm，若此间距增宽则有临床意义，在伸屈侧位片上，该距离的水平位移是10 mm，如成人超过10 mm或儿童超过12 mm，则认为颈颅部不稳或脱位。

3. Powers指数

测量枕骨大孔前缘与C_1后弓之间的距离和枕骨大孔后缘与C_1前弓之间的距离。若两者的比率大于1，则可以做出寰枕前脱位影像学诊断，若比率小于1，且排除寰枕后脱位、齿突或C_1环骨折、枕骨大孔先天性异常，则属正常。

如X线无法测算BDI及Power指数，则多在矢状位三维重建像下测算。

（二）CT表现

临床或X线怀疑有AOD的患者建议行CT检查。CT能更精确地确定寰枕关节的关系，关节面矢状位重建较容易发现关节移位或骨折分离损伤。寰枕关节的移动空间一般不超过2 mm。

（三）MRI表现

对于CT扫描不明显，仍怀疑上颈椎损伤者，可进行MRI检查。MRI对诊断神经损伤和枕颈关节的排列很有价值，能够对韧带和椎旁组织显像，如寰枕后膜、翼状韧带、齿状突尖韧带和交叉韧带等。根据韧带损伤程度，Bellabarba等将AOD分为3期：Ⅰ期为稳定期，为极少或没有移位的损伤，充分保留韧带完整性，包括单纯翼状韧带撕脱或部分韧带损伤或扭伤；Ⅱ期损伤为双侧寰枕关节轻微移位，可部分或全部自行复位，牵引试验证实韧带完整性丢失，BDI和BAI（颅底到齿状突后轴线的距离）均未超出正常值2 mm；Ⅲ期损伤的BDI和BAI均超出正常值上限2 mm以上。同时Horn提出使用CT及MRI分型的方法：Ⅰ级损伤，CT结果正常而MRI结果中度异常；Ⅱ级损伤，CT有1个以上异常结果或MRI提示寰枕韧带、寰枕后膜、翼状韧带或交叉韧带明显异常。

五、诊断

寰枕关节脱位早期诊断比较困难，一部分患者在意外中死亡，一部分伴有头部外伤或意识不清，所以对所有严重外伤的患者，都应该考虑寰枕关节损伤的可能，直至完整评估将其排除。意识清醒的患者可能主诉枕下、枕部或头部疼痛，也有可能有抬不起头部的主观感觉。但是该病最重要的诊断方法还是影像学诊断。

六、治疗

（一）保守治疗

AOD多发生于交通事故，所以对于AOD损伤、严重外伤或伴有脑外伤的患者，急救过程中要首先注意使用硬颈围对伤者的颈椎进行制动。

入院后在保证患者生命体征平稳后，首先应对寰枕关节进行复位。谭明生等认为，对于Ⅰ型前移位者，可在患者背后放置毯子，允许头后仰；Ⅲ型后脱位者，可在枕后放置一圆形枕垫使头向前复位；Ⅱ型纵向移位者可用Halo架给予颅骨一个向下的压力予复位。复位后及时复查X线、CT及MRI了解寰枕关节情况。若位置良好则可以继续予Halo架固定直至骨性融合，亦可采取枕颈融合术。夏虹等在第八届中国骨科医师年会（CAOS2015）指南中提出该类患者不应该进行牵引，约10%患者出现神经损伤加重，同时，单纯采用外固定架固定患者约58%出现神经损害加重或枕颈不稳，因此，首先推荐枕颈固定融合术。

（二）手术治疗

1.手术适应证及禁忌证

后路枕颈融合术是目前稳定寰枕脱位的有效方法。

（1）适应证：寰枕关节脱位复位后严重关节不稳，外固定无法达到固定效果；具有严重神经受压，需减压解除压迫。

（2）禁忌证：枢椎椎板或棘突解剖结构不完整或损伤，无法进行植骨者。

2.手术方法

（1）应用钢板与钉棒系统：患者取俯卧位，于颅骨牵引下手术。一般为5 cm×3 cm左右。采用后正中切口，从枕骨粗隆上2 cm至C_2棘突，根据手术计划，如果有必要可以按顺序显露$C_2 \sim C_3$棘突和椎板、寰椎后弓，最后显露枕部。$C_2 \sim C_3$棘突显露后，沿棘突一侧切开项韧带、筋膜和颈后肌群附着部，以手指探查确定椎板后再以骨膜剥离子沿棘突和椎板做骨膜下剥离，干纱条填充止血。将枢椎椎板上缘附着肌止点切断剥离，骨膜下剥离寰椎后弓，向两侧不超过1.5 cm。然后在骨膜外或者骨膜下切开枕肌，直接达枕骨大孔后缘，沿骨膜外紧贴骨膜切开枕肌并向两侧剥离，各2 cm，下方达枕骨大孔上缘。最后显露枕骨粗隆，至此完全显露枕骨、寰椎后弓、$C_2 \sim C_3$棘突和椎板。确定C_2和C_3进针点（椎弓根钉进针方式详见寰枢关节脱位），若无法置入椎弓根钉可采取侧块螺钉，方法为用磨钻在进针点的皮质上钻孔后，钻至12 mm深，探针测深，根据深度选择合适长度的万向头螺钉拧入（在$C_3 \sim C_6$侧块钻孔时，必须向外倾斜25°～35°，向头侧倾15°，约平行于小关节面；在C_2钻孔时，向内侧倾斜10°～25°，向上倾斜25°，以免损伤椎动脉）。其余侧块重复上步骤，准备预弯棒与枕骨钢板，将棒置入螺钉的连接头中锁定，保证颈椎的顺列是直的或头部轻度屈曲。多数学者建议选择合适的枕颈融合角度，将枕颈固定角度控制在15°左右、POCA（即外隆突与枕骨大孔之间扁平区域的切线与C_3、C_4关节突后缘连线的成角）于109°左右、颌眉角处于±10°范围内；对于枕颈融合节段的范围，应在充分保证枕颈部稳定性的前提下，选择融合至C_2。钢板紧贴枕骨，在颅骨外板钻孔，拧入合适型号的枕骨螺钉。进行植骨融合，目前采用新鲜自体髂骨进行植骨的融合率最高。枕骨至少由两个椎体组成坚强内固定系统。术后处理：佩戴头颈支具8～12周，直至骨性融合。

（2）Wertheim和Bohiman的枕颈融合术：暴露方法同前，暴露枕骨至C_3部分结构。用高速磨钻在枕外隆凸稍下方中线处，经过枕外嵴钻一个横孔，准备用钢丝将植骨块固定到颅骨上。如果枕外隆凸阙如，须在枕骨大孔边缘钻孔。在C_2棘突基底部钻第2个孔，在枕外凸点下的横孔中穿入一根20号钢丝，自身缠绕一圈，将植骨块固定在颅骨上。通过C_1后弓深方和C_2棘突基底部的钻孔再各穿一根20号钢丝，分别沿后弓和棘突下部缠绕一圈。取髂骨，用磨钻打磨后，在植骨块相应部位钻孔，穿入钢丝，按压植骨块使其骨松质面与枕骨和C_1～C_2后侧部分相接触。将通过枕骨基底部的钢丝游离端拧紧，再拧紧通过C_1后弓下方的钢丝和通过C_2棘突基底部的钢丝，牢固固定植骨块。术后需用头环牵引或牵引后再应用头环支具，直至12～16周骨性融合。

第三节 寰椎横韧带损伤

寰椎横韧带是寰枢椎稳定成分中最基本、最重要的韧带，它限制齿状突的过度活动，阻止寰椎向前脱位。横韧带损伤可导致寰齿、关节、寰椎与枢椎间不稳，继而发生寰椎脱位，严重者可伤及延髓，导致严重的后果。

一、流行病学和损伤机制

横韧带损伤往往伴有寰枢椎的骨折脱位，单纯横韧带损伤较为罕见，其发病情况未见报道。横韧带致密、坚固，无弹性，可伸展度很小，当承受外力时它常突然断裂，原有强度及功能难以恢复。寰椎横韧带损伤主要由外伤引起，原因有交通事故伤、高处坠落伤、重物砸伤、跌倒、体育运动伤、骑马意外伤等。其损伤机制大多为枕顶部遭受暴力及头部过度屈曲。头部过度屈曲时，头部的动能主要集中在横韧带上，齿状突恰在其中央部，形成一种"切割"外力，造成横韧带断裂。另一种损伤机制见于寰椎爆裂性骨折（Jefferson骨折），即垂直暴力作用，使寰椎侧块和椎弓骨折段分离移位造成横韧带撕裂。

二、解剖学特点

寰椎横韧带是上颈椎最大、最厚、最坚固的韧带，它附着于寰椎侧块内结节上，将枢椎齿状突固定于寰椎前弓的内面，并与之构成寰齿后关节。横韧带的中间部比较宽阔，其宽度为7~8 mm，在两侧侧块的附着部宽度变小，横韧带的长度在20 mm左右，厚度为2~3 mm。其中央部将枢椎齿状突的大部分覆盖，并分别向上、下方发出纵向纤维束，分别止于枕骨大孔前缘及枢椎椎体后面而呈十字形，称为寰椎十字韧带。寰椎横韧带是维持寰枢椎稳定性的最主要结构，其他韧带仅起辅助作用。

三、分型

Dickman等根据横韧带及骨性结构的损伤程度及范围将横韧带损伤分为两种类型。Ⅰ型为韧带本身断裂，分为两个亚型，Ⅰa型为韧带中部断裂，Ⅰb型为附着部断裂。Ⅱ型为韧带附着部骨性结构断裂，也分为两个亚型，Ⅱa型为寰椎侧块粉碎性骨折，Ⅱb型为不伴有侧块的骨折。

四、辅助检查

（一）X线片

普通X线片上无法显示横韧带，只能间接通过骨折成角或移位来评估横韧带的完整性，其中以寰齿间距（ADI，即从寰椎前弓后缘中点至齿状突前缘的距离）最为常用。在成人，ADI一般不超过3 mm，并且伸屈位时无改变。侧位片上ADI增宽提示横韧带断裂或功能不全，表明寰枢椎不稳。正常成人的ADI虽然大多在3 mm以下，但仍有少数处于3~4 mm，因此当成人ADI≥4 mm时可诊断寰枢椎不稳，而ADI≥3 mm时应高度怀疑寰枢椎不稳，但尚需结合临床其他检查方可确诊。此外，椎体前缘软组织影增宽对于诊断也有一定价值。开口位中当寰椎两侧侧块向外分离移位距离之和≥6.9 mm时被认为有韧带断裂而致不稳。Dickman等认为，儿童ADI可扩大为5 mm，且其范围相差悬殊。临床上多以ADI超过4 mm或4.5 mm作为诊断儿童寰枢椎不稳的标准。

Powers比率为枕骨大孔前缘（B）和后弓之间的距离或枕骨大孔后缘（C）和C_1前弓之间的距离。比值大于1，可以判定寰枕前脱位；小于1，需要鉴别排除寰枕后脱位、齿状突或C_1环骨折、枕骨大孔先天性异常后，才可以判定正常。

（二）CT 扫描

高分辨率CT扫描可显示横韧带所在位置，其中部位于齿状突后面部分在CT上显示高密度影，而在内结节附着处密度相对较低，有时CT扫描还可显示横韧带在寰椎侧块附着处的撕脱骨折。

（三）MRI

MRI检查可直接显示寰椎横韧带及其损伤部位，因而具有明确的诊断学价值。横韧带在MRI图像上呈低信号，在轴位像上其前方的齿状突关节和后方的脑脊液的高信号与其形成鲜明对照。横韧带断裂时断裂处呈高信号影，其解剖连续性缺失。如损伤处有血肿则表现为高信号影。

五、诊断

创伤性寰椎横韧带断裂是一种十分严重、危险的损伤，其后果之严重远远超出由炎症等其他原因所引起的寰枢椎不稳。此类患者常可因生命中枢——延髓受到波及而在伤后死于受伤现场，即使送往医院就诊也容易被漏诊，有时直至尸检时才被发现。诊断横韧带损伤需根据病史、临床表现和影像学资料进行综合诊断。

横韧带损伤的临床表现主要取决于韧带损伤后寰椎前脱位的程度以及是否造成脊髓压迫；轻者可仅表现为局部症状，重者则由于脊髓损伤而发生瘫痪甚至死亡。局部症状主要是枕部疼痛、颈部僵硬及活动受限，自觉枕颈部无力及不稳，同时伴有头痛、头晕及视物模糊、吞咽困难等；脊髓压迫症状可有下肢或上肢放射性麻木、疼痛或跛行，严重者可瘫痪，甚至因呼吸困难导致死亡。

六、治疗

治疗方法主要取决于寰椎横韧带损伤的程度，包括非手术治疗和手术治疗。

（一）非手术治疗

非手术治疗包括牵引、支具、颈围、石膏等。Dickman等认为，对于Ⅰ型损伤，非手术治疗不能使已断裂的横韧带愈合，因此无法使寰枢椎的稳定性得到恢复，所以一旦诊断明确应早期手术治疗。手术目的在于矫正脱位，解除脊髓压迫并恢复寰枢椎稳定。Ⅱ型损伤可先用严格的颈椎外固定支具治疗，经合理持续采用Halo支具制动12~16周后仍有骨不连或连续不稳的患者则需手术治疗。但是无论接受多么严格的保守治疗，仍有部分患者不能恢复寰枢椎的稳定，进而需通过手术治疗。

（二）手术治疗

对于Ⅰ型横韧带损伤、伴有寰枢椎骨折、保守治疗失败的Ⅰ型损伤者，建议通过手术治疗。经典的方法主要为Gallie法和Brooks法及其改良技术。但是随着技术的发展，各种新的手术方式也纷纷出现，如C_1~C_2侧块螺钉、C_1~C_2关节突螺钉等，而目前经后路椎弓根内固定成为治疗横韧带损伤的主流术式。

七、预后

单纯寰椎横韧带损伤预后的关键在于早期发现，多数及时发现者经过积极的治疗可以获得满意的疗效。部分未及时治疗的患者后期可能出现寰枢关节不稳甚至神经症状。

第四节　寰枢关节脱位

创伤性寰枢关节脱位（AAD）是指创伤造成的寰椎与枢椎骨关节面失去正常的对合关系和稳定性，并发生关节功能障碍和（或）神经压迫的临床解剖改变。

一、流行病学和损伤机制

创伤性寰枢关节脱位约占急性颈椎损伤的1%~2%，多由高能量创伤造成，可分为合并骨折的寰枢关节脱位和单纯寰椎脱位。前者在临床上以合并齿状突基底部骨折最为常见。当暴力使头前屈（多见于青壮年）或伸展（多见于老年人）时，可致齿状突基底部骨折，使其连同寰椎向前或向后移位，同时垂直暴力导致椎弓及侧块骨折分离发生脱位。单纯寰椎脱位在理论上根据暴力的方向可能出现各个方向的移位，包括突然屈曲导致横韧带断裂时出现的寰椎前脱位；突然撞击额下或过度后伸出现的寰椎后脱位，如果此暴力下出现翼状韧带、齿突间韧带、副韧带损伤，可见分离型寰椎脱位。

二、解剖特点

寰枢关节由左右寰椎下关节面与枢椎上关节面组成。该关节稳定性依赖于周围韧带。向前的稳定性主要依靠横韧带，其次是成对的翼状韧带，其余作用较小的有齿突尖韧带、十字韧带和副韧带及关节囊韧带。后向稳定性依赖于寰椎前弓与齿突的机械接触。Fielding等研究表明，如果横韧带断裂，再次施以相同暴力，剩余韧带不足以防止寰枢椎进一步脱位。

寰枢关节面较平坦，囊大而松弛，关节之间无椎间盘。这种结构特点使寰枢关节能完成较大范围的轴向旋转、某种程度的屈伸及小范围的侧屈，也正是这种灵巧的结构使寰枢关节成为脊柱中活动度最大但也最不稳定的部分。

三、分型

（一）TOI分型

该分型属于临床分型，由中日友好医院在2007年提出，根据受伤时间、影像学及复位情况等分为3型：

1. 牵引复位型

简称T型，又分为两个亚型。若患者受伤时间小于3周，为新鲜创伤所致的脱位，牵引后复位良好，通过保守治疗恢复寰枢椎功能的属于T1型；若受伤时间大于3周，为伴横韧带断裂的陈旧性脱位，该脱位牵引复位后具有再脱位倾向的属于T2型。

2. 手术复位型

简称O型，如陈旧性创伤、手术失败的患者，严格牵引1~2周无法复位，影像学上无关节破坏或骨性融合，ADI≥5 mm、SAC≤13 mm或侧块分离大于7 mm，经手术治疗能复位者。

3. 不可复位型

简称Ⅰ型，影像学上寰枢关节突关节已骨性融合，手术无法满意复位者。

（二）Stauffer ES分型

Ⅰ型，寰椎前脱位伴横韧带断裂；Ⅱ型，寰椎前半脱位伴齿状突骨折；Ⅲ型，寰椎后脱位，滑向齿突后方；Ⅳ型，寰椎旋转半脱位。

（三）尹庆水的临床动态分型

尹庆水等对广州军区总医院收治的123例寰枢椎脱位患者行牵引复位，根据复位情况将脱位分为3型。

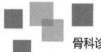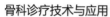

1. 可复型

经牵引等保守治疗能复位的称可复型寰枢椎脱位，又分为易复型和缓复型。

（1）易复型：入院后行单纯颅骨牵引或单纯颌枕带牵引后能复位者。

（2）缓复型：经上述牵引方法处理后不能复位，而经头颈双向牵引1～2周能复位者。

2. 难复型

经头颈双向牵引1～2周不能复位者。对于难复型寰枢椎脱位，宜先进行经口咽前路松解术，术后双向牵引，复位后酌情行后路寰枢椎固定或减压枕颈固定。

3. 不可复型

经口咽前路瘢痕松解后，毫无松动迹象，再行双向牵引不能复位者；经头颈双向牵引毫无松动迹象，且螺旋CT三维重建显示C_1～C_2之间有骨性连接者，均为不可复型寰枢椎脱位。此型宜行前后路分期或一期减压，枕颈固定融合术。

四、辅助检查

（一）X线片

X线对关节间隙不等宽、齿状突前移、脱位诊断效果较好，但对细微骨折显示不佳。颈椎动力位片能显示寰枢椎稳定性，但是临床上患者常难以配合。颈椎开口位片可以测量齿突边缘与两侧块内侧缘的间隙，正常情况下齿突居中，两侧对称，若不对称可能存在脱位。颈椎侧位片上主要通过寰齿间隙、寰枢椎管储备间隙、寰枢椎不稳定指数进行诊断。

寰齿前间隙成人大于3 mm或儿童大于4 mm说明有前脱位或者半脱位。

寰枢椎管储备间隙（SAC）指侧位片上齿突后缘与寰椎后弓前缘的距离。若成人SAC在14 mm以下则出现脊髓压迫症状，SAC在15～17 mm存在受压可能，SAC在18 mm以上不产生脊髓症状，但临床建议进一步进行MRI检查明确脊髓情况。

寰枢椎不稳定指数，计算公式为$(a-b)/a\times100\%$，a和b分别指过伸、过屈侧位上SAC的数值。Watanabe认为，该数值大于30%提示脊髓压迫症状，大于40%时有手术指征。

（二）CT表现

CT能较好显示齿突、侧块、寰椎骨折，便于了解骨块移位情况，同时，对于发育畸形的空间解剖细节可以较好呈现。近年来，三维SCT显示脱位情况效果更佳。

（三）MRI表现

MRI对于发育畸形所致的寰枢椎脱位的诊断率最高，能显示寰枢椎周围韧带及脊髓损伤的情况，但是其对细微骨折、旋转脱位等诊断率低。

（四）CTA、MRA、数字减影血管造影术（DSA）

寰枢关节脱位患者椎动脉可能受到损伤，行CTA、MRA、DSA可明确双侧椎动脉情况，对手术治疗具有重要意义。

五、诊断

寰枢关节脱位的典型临床表现是斜颈，单侧关节脱位时，头部离开患侧向对侧倾斜，出现颈部疼痛、僵直，对侧胸锁乳突肌痉挛。但是临床上患者更多表现为颈后及枕下疼痛，颈部活动受限，也有可能伴有脊髓损伤症状。对于其诊断标准，学者们意见不一，多数人认同的寰枢椎脱位的诊断要点包括：

1. 患者均有不同程度的颈枕部疼痛。

2. 影像学测量ADI≤5 mm，SAC≤14 mm或侧块分离大于6.9 mm。

3. 脊髓神经功能障碍。

六、治疗

寰枢关节脱位的治疗策略根据患者的病因、病程、脱位程度、症状及影像学而不同，常需要先对症处理，总的治疗原则就是复位、解除或预防神经压迫，重建上颈椎的稳定性。因为寰枢椎融合术后上颈椎旋转功能受限，所以我们首先考虑进行保守治疗，但是必须严格把握适应证和临床分型。

（一）保守治疗

仅适用于能通过手法或者牵引得到满意复位的T1型寰枢关节脱位，且患者无神经症状及寰枢关节不稳。采用手法或者牵引复位1～2周，更换支具或头颈胸石膏固定2～3个月。T1型患者复位后有再脱位趋势及T2型者可以使用Halo架固定，亦可维持牵引直到寰枢椎骨性融合。

（二）手术治疗适用证

1. T2型、O型及Ⅰ型伴有脊髓神经功能损伤的患者，ADI≥5 mm和（或）SAC≤13 mm。

2. 虽无脊髓神经功能障碍，但是伴有持续性颈枕部疼痛及交感神经症状影响生活者。

3. 保守治疗时发现ADI增大。

手术治疗方式简单分为复位、减压、固定、融合。寰枢椎脱位即寰椎和枢椎发生相对移位，使椎管内面积减少，脊髓受压，所以应首先进行复位，恢复正常关节间隙，解除脊髓压迫，但对于结核或肿瘤等压迫脊髓者，需切除受压物进行减压。减压后即进行融合固定，重建上颈椎稳定性，目前最常用的是采用椎弓根螺钉固定＋植骨融合术。

（三）手术方法

1. 后路手术

包括C_1～C_2椎弓根钉内固定术和侧块螺钉固定术；后路经C_1～C_2侧块关节螺钉固定融合手术（Magerl手术）；钢丝和椎板夹等后路寰枢椎固定手术，包括Gallie后路钢丝手术、Brook-jenkins后路钢丝手术、Sonntay后路钢丝手术、椎板夹手术；枕颈固定融合术。

（1）C_1～C_2椎弓根钉内固定术

①适应证：具有置钉条件的T2型和O型寰枢椎脱位。

②禁忌证：寰椎侧块爆裂骨折禁用寰椎椎弓根螺钉和寰椎侧块螺钉；进钉点处和椎动脉沟处寰椎后弓高度<4.0 mm禁用寰椎椎弓根螺钉；枢椎椎体爆裂骨折禁用枢椎椎弓根螺钉和枢椎侧块螺钉；枢椎的横突孔处的椎弓高度和宽度<5.0 mm禁用枢椎椎弓根螺钉固定，<4.0 mm禁用侧块和椎弓根螺钉固定；难复性寰枢椎脱位，脊髓受压症状、体征明显，宜行经口咽前路减压钢板固定，但也可经口咽前路减压复位或行后路寰枢椎椎弓根螺钉固定。

③手术步骤：气管插管全身麻醉后，在颅骨牵引下取俯卧位，将头端抬高20°～25°，使寰枕关节处于屈曲位；自枕骨粗隆至C_3棘突后正中切口，切开皮下与项韧带，骨膜下剥离显露C_1～C_3椎板与C_1～C_2、C_2～C_3两侧侧块关节，切断枢椎椎板与侧块交界处上、下缘之黄韧带，该交界线为椎管至外侧壁，也是枢椎峡部的内侧边界；寰枢椎椎弓根螺钉的进钉点：对于寰椎后弓厚度>4.5 mm的患者，寰椎后弓旁开中线20 mm与后弓下缘上2～3 mm的交点处，即进针点。对于寰椎后弓厚度<4 mm者或儿童患者，可采用寰椎后弓显露法安全置钉；用神经剥离子分离和探测C_1的侧块内侧缘和后弓下方侧块的背侧，确定这两个骨性结构后，在进钉点用磨钻磨去少许皮质，用手锥（限深）由此钻入，手锥方向为保持内倾10°～15°，头倾角度5°～10°，深度26～30 mm，放置定位杆，C臂机透视，

确认进针位置和方向正确后，用丝攻攻丝，选择长度适当的螺钉拧入。王欢等选择椎弓根上壁，即椎动脉沟底、下壁和内侧壁最外侧的部分的后弓最狭窄的部分为进针点；显露枢椎峡部的上面与内侧面（椎管外侧壁），选择C_2上关节下方5~6 mm与峡部内侧面的外侧5~6 mm的交点为进钉点，进钉方向为内倾20°~25°，头倾角度20°~25°，深度26~30 mm；根据寰枢椎侧块的位置和C_1~C_2脱位的情况，预弯并连接钛钢棒，复位固定寰枢椎；植骨融合。

④ 术后处理：术后3~5 d可佩戴颈托下床活动，佩戴时间为3个月。

（2）C_1~C_2侧块螺钉固定术

① 适用证：侧块完整的T2型脱位及已通过前路松解或牵引复位的O型脱位。

② 手术方法：选择枕颈后正中入路，显露寰椎后弓和枢椎椎板，沿寰椎后弓下缘骨膜分离至后弓根部，将静脉丛和C_2背侧神经根牵向下方，显露寰椎侧块下后方中点并作为进钉点；用高速磨钻标记，平行于寰椎后弓平面，由后向前钻一导孔，进针方向为侧位透视下手锥对准寰椎前结节，并向中线内倾5°~15°钻孔，扩孔直径3.5 mm，选择长度25 mm左右的螺钉；以枢椎侧块中点为进钉点，向头端倾斜25°~30°，内倾25°~30°；透视见进针角度和位置良好后，拧入长度适合的螺钉；植骨融合。

③ 手术相关并发症：

术中神经损伤：此部位是脊髓对应的部位，术中操作不当，包括术中复位牵拉、进钉点及进钉角度选择不当等均可损伤脊髓，造成截瘫甚至死亡。因此，术中操作小心谨慎，充分显露术野，随时监测脊髓功能是预防神经损伤的关键。

术中椎动脉损伤：术前要了解患者局部的解剖特点，确定有无解剖变异，术野不宜过大，椎弓根钉进钉点及进钉方向的选择要准确，不能盲目进钉。

术后血肿：术中止血不彻底、引流管放置不当导致相应的脊髓神经症状，需要紧急探查清除，若处理及时则预后较好，否则预后不佳。预防措施包括术中止血要彻底、安放引流管并保持通畅及使用止血药物等。

植骨不融合：主要是由于局部固定不稳定，植骨受区骨面打磨不理想，植骨与受区贴合不紧密。另外，取骨条件差亦可导致植骨不融合。

螺钉松动：常见原因主要有螺钉偏外，关节突外缘皮质破裂，致使固定不牢固；进钉点选择不准确，多次反复钻孔，致钉孔扩大；在骨折的侧块上进行螺钉固定；严重骨质疏松；过早进行颈部功能锻炼。

（3）后路经$C_1 \sim C_2$侧块关节螺钉固定融合手术（Magerl手术）

①适用证：T2型脱位及已通过前路松解或牵引复位的O型脱位；伴有后弓或椎板骨折的寰枢关节脱位。

②手术方法：全身麻醉，取得俯卧位，头抬高20°~25°，使寰枕关节处于屈曲位；取枕骨粗隆至C_3棘突后正中线为切口，剥离$C_1 \sim C_3$椎板两侧侧块，切断枢椎椎板与侧块交界处上下缘的黄韧带，该交界处为椎管的外侧壁，该边界向外2~3 mm与枢椎侧块下缘之上2~3 mm为螺钉进针点；用巾钳夹持枢椎棘突轻轻推压（前脱位向前推，后脱位向后拉）以获得复位；在维持复位下磨钻打孔，进针方向为头向寰椎前结节内倾0°~10°，用2.5 mm直径手锥钻孔，将1.5 mm克氏针穿入骨孔，确认透视位置良好后，拧入长度适合的螺钉（留意椎动脉走向，钉道经枢椎峡部、椎弓根，进入枢椎侧块，并经寰椎侧块后半部向头侧倾斜）；左右各拧入1枚螺钉，若一侧无法置钉，可结合钢丝或椎板夹固定；植骨融合。

③并发症：主要包括螺钉偏离、螺钉断裂、螺钉穿出，以及由此造成的颅神经损伤、椎动脉损伤等，其中椎动脉损伤是风险较大、相对较易发生的并发症之一。造成螺钉侵入枢椎椎动脉孔的主要因素有：椎弓根的宽度。解剖测量发现，有些个体的椎弓宽度极为狭小，难以容纳1枚螺钉，或者允许的安全范围较小，螺钉稍有偏误，则侵入椎动脉孔内。寰枢关节复位不良。手术前强调较完善的寰枢椎复位，如果复位欠佳，钉道容易进入椎动脉孔，造成椎动脉损伤。施术者对钉道方向的把握误差过大。术前患者应该接受详细的CT扫描检查，包括斜行螺旋CT断层扫描，明确枢椎椎弓以及寰椎侧块的情况，排除因椎动脉异常或类风湿关节炎而造成对骨性结构的侵蚀；术中根据解剖标志及透视结果反复确认方向，这对于选择实施本术式以及避免医源性椎动脉损伤是非常重要的。

（4）枕颈固定融合术

各种原因引起的陈旧性寰枢椎脱位伴脊髓压迫症患者，有时需要切除寰椎后弓减压或经口前路切除寰椎部分前弓、齿突减压，术后势必造成寰枢椎极不稳定，需要进行固定以提供植骨融合的环境。为最大限度地保留颈椎的活动范围，最理想的固定方法是进行寰枢椎短节段固定，然而，有些患者由于减压、骨折、骨组织病变、解剖异常等因素导致无法采用寰枢椎短节段固定，而必须进行枕颈固定融合。

手术方法：

①气管插管全麻，置患者于俯卧位，维持头颅牵引。

②常规枕颈后正中切口，显露枕骨背部，寰椎后弓，枢椎椎板、侧块。

③根据脊髓后方受压范围决定后方减压范围，必要时酌情咬除0.5～1.0 cm半弧形枕骨，以扩大枕骨大孔，切除宽约1.5 cm的寰椎后弓或部分枢椎椎板，予以后方减压。

④显露枢椎椎弓根，以枢椎下关节突中点向上各1～2 mm为进针参考点，直视枢椎椎弓根的情况下钻孔（向头侧30°～35°，向内侧20°～25°）。

⑤必要时为增加固定强度，可适当于下方增加至C_3甚至C_4侧块螺钉（以侧块中点向下各2 mm为进针参考点，向头侧约45°，向外侧约28°）。

⑥依次旋入枢椎椎弓根螺钉（或包括C_3、C_4侧块螺钉），调整好枕颈轴线，颅骨钻孔旋入螺钉固定，安装铁棒，并安装横连接杆。

⑦取髂骨块修剪成适合大小和形状移植于枕颈部。

⑧术毕拆除颅骨牵引，伤口负压引流48 h，酌情应用地塞米松和甘露醇脱水，离床者需带颈托保护。颈围制动3个月，定期复查照片，了解内固定及关节融合情况。

2. 前路手术

包括齿状突切除术；经口咽前路寰枢椎复位钢（TARP）；经颈侧方入路进行脊髓腹侧减压；前路松解后路复位内固定术；前路经椎体寰椎侧块螺钉固定术。

（1）齿状突切除术

①适应证：Ⅰ型寰枢关节脱位，前路松解后路固定无法获得满意复位者。

②手术步骤：

术前1周进行口咽部检查，若发现疾病需先进行治疗；漱口、口腔雾化1周；术前1 d行气管切开、颅骨牵引；全身麻醉（气管切开插管），留置胃管。取仰卧位，头高足低，头略后仰，三点头架固定，仔细保护眼睛，用无菌辅料遮盖面部和颈部，术前应用碘溶液清洁口腔和咽喉部，用纱布将鼻咽部塞满，防止血液在喉咙部聚集；腭垂反折并临时固定，在咽后壁触及寰椎前结节，经咽部插入脊柱穿刺针，通过C臂机器透视侧位来定位。在显微镜下于后咽部正中做纵向切口，近腭垂时切口绕向一侧，软腭牵向两侧。在这个部位存在四层薄组织：咽黏膜、咽括约肌、口咽筋膜和前纵韧带。正中部位出血相对较少，必要时可电凝止血；采用骨膜剥离子沿寰椎前弓进行骨膜下分离，将骨表面的软组织剥离至枢椎侧块。组织瓣可以用长固定缝线进行牵开。用磨钻磨除寰椎前弓中段，宽1.2 ~ 2.0 cm（注意宽度，避免损伤寰枢椎椎体侧块和两侧椎动脉），切除前弓与齿状突间的脂肪和纤维组织，显露齿状突，小心磨除；若切除后，后纵韧带因钙化等原因无法回弹，证明减压不彻底，可切除前纵韧带进行减压；齿状突切除后寰枢关节稳定性被破坏，需要采用后路进行C_1 ~ C_2固定融合或术后配合头颈胸石膏或者支具固定3个月。

（2）经口咽前路寰枢椎复位钢板（TARP）

① 适应证：先天性齿突发育畸形、颅底凹陷、小脑扁桃体下疝畸形、类风湿关节炎齿状突陈旧性骨折、寰椎横韧带断裂瘢痕形成等各种疾患引起的难复性寰枢椎前脱位，延髓、脊髓的致压物来自前方，后方手术入路无法获得脊髓充分的减压；术前经正规的头颈双向牵引3 ~ 5 d不能获得复位的难复性寰枢椎脱位，脊髓压迫症状没有缓解者；各种难复性寰枢椎脱位在经口松解减压后寰枢椎之间已有松动迹象，但尚未获得充分复位者；已进行前后路寰枢固定或枕颈固定手术但失败，颈髓仍然受压，神经症状没有改善甚至加重者。

② 手术步骤：首先进行显露和减压。经鼻气管插管全身麻醉，采用仰卧位，维持头颅牵引，口腔常规消毒清洁处理后，碘伏彻底消毒面部、口腔及咽部，Codman口腔撑开器显露口咽部，沿中线纵向切开咽后壁4 ~ 6 cm，分开头长肌和颈长肌并向两侧牵开，显露寰枢椎前部结构和C_1 ~ C_2关节，清除周围的瘢痕组织或切除已畸形愈合的骨痂，并切除侧块关节囊、瘢痕组织，用高速磨钻磨去寰枢外侧关节软骨。予以充分松解减压后，此时寰椎已有松动迹象。

其次进行复位和固定。复位分两步完成：寰枢椎复位器钳柄加压后，前端撑开，将钢板连同寰椎一起向上提位，从而使脱位的寰椎向上撑开；旋转寰枢椎复位器顶端的旋钮就可以从前向后旋拧推进钢板，直至将寰椎向后复位。

于C_1安上合适大小的钢板，在钢板上方两侧的螺钉孔沿寰椎侧块的长轴方向钻孔、攻丝后用合适长度的螺钉拧紧。用2枚螺钉将钢板固定在寰椎两侧的侧块上，使寰椎和钢板成为一个整体。

在枢椎体前面通过钢板中下部的滑槽临时固定1枚复位螺钉，螺钉根部保留2 ~ 3 mm，使枢椎和临时复位螺钉成为另一个整体。

维持头颅牵引，用复位器远端的上臂向上持住钢板上方横梁，下臂向下持住枢椎上通过钢板滑槽的临时复位钉，撑开复位器远端的上臂和下臂就可以将临时复位螺钉和钢板分开（临时复位螺钉可通过钢板的滑槽向下滑动），这样两个整体就分开了，从而达到将向前下脱位的寰椎向上撑开的目的。

旋转寰枢椎复位器上端的旋钮即可从前向后旋拧推进钢板，直至将寰椎向后复位。

经"G"型臂X线透视机证实达理想复位后，用另外2枚经口逆向椎弓根螺钉或关节突螺钉将钢板固定于枢椎并锁紧，然后去除枢椎前面的临时复位螺钉。这样，通过4枚螺钉的作用就能够用钢板将寰椎和枢椎固定于复位状态。由于寰椎2枚螺钉偏斜向外侧，枢椎2枚螺钉偏斜向外下侧，与钢板之间具有整体角度效应，这种整体角度固定更增加了固定效果。

再次进行植骨。取自体髂骨块或颗粒从钢板窗内填充移植于$C_1 \sim C_2$的两侧关节间隙。

最后关闭切口。用椎旁的肌肉覆盖钢板，用无损伤缝合线分两层仔细缝合：缝合咽部肌层和口腔黏膜层。

（3）经颈侧方入路进行脊髓腹侧减压

术前观察寰枢关节的横截面CT影像，如枢椎齿状突偏向一侧，手术入路即选在该侧，采用仰卧位，头向对侧倾，切口以乳突为中心，由其后方6～8 cm起，经过乳突，沿胸锁乳突肌前缘到达该肌的中部。将胸锁乳突肌和头夹肌由乳突附着处横断，向下翻转。在乳突前下方1 cm处可触及C_1横突（若为寰椎枕骨化畸形，可寻找C_2横突）。将附着在C_1横突上的肩胛提肌和深筋膜剥下，显露出横突。用咬骨钳打开横突孔，游离出椎动脉，向后牵开，显露出C_1侧块。用高速磨钻磨去C_1侧块的后半部分，即可以显露出枢椎齿状突和枢椎体。用磨钻磨去齿状突或枢椎椎体后上角（针对齿突不连病例），将紧邻硬膜的最后一层皮质骨用刮勺刮除，直至受压的硬膜膨起。对于术前没有做过融合术或融合失败的病例，在减压术后2周再做枕颈融合术。

（4）前路松解后路复位内固定术

① 适应证：O型寰枢椎脱位，ADI≥8 mm或SAC≤10 mm，寰枢关节无骨性融合。

② 禁忌证：T型，可经后路手术复位无须前后联合；Ⅰ型，寰枢关节已骨性

融合，前后联合复位效果差。

③ 手术步骤：术前1周进行口腔护理，术前切开气管，建立口咽外气道，留置胃管等；前路松解。全身麻醉，取仰卧位，用口腔撑开器显露咽后壁。正中切口显露寰枢椎前面，中线旁开15～20 mm，切除寰枢椎之间的瘢痕、肌肉、韧带和关节囊等阻碍复位的软组织，必要时切除寰椎前弓；缝合咽部切口，将患者平稳翻身取俯卧位，颅骨固定架固定于轻度屈曲位，后正中切口，沿后弓后下方，紧贴骨膜显露寰枢后弓至旁开中线20 mm；选择寰椎后结节旁开20 mm与后弓的后下缘的交点为进钉点。进钉点应进行个体化调整，对于后弓厚度≤4 mm的患者，可显露后弓，用神经剥离子把椎动脉向上方牵开，用磨钻或咬骨钳咬去后弓骨皮质，将旁开中线20 mm与后弓上下两面之中点的交点作为进钉点。寰椎椎弓根螺钉进钉角度为保持内倾10°～15°，头倾角度5°～10°方向磨钻打孔，置定位杆于椎弓根孔内，C臂机透视，证实进针位置和方向正确后，置入螺钉。伴有寰枕关节破坏或枕颈融合患者可选择枕颈融合固定术；枢椎进针方法同前；复位固定，根据透视寰枢椎脱位大小，预弯钢板或棒，再上螺帽提拉复位；减压，切除寰枢椎后弓和（或）枕骨大孔后缘减压；植骨融合。

④ 术后处理：加强术后呼吸道护理，保持咽后壁切口洁净、干燥，维持鼻饲管1周，至切口愈合及患者能自行做吞咽动作。应用声谱抗生素、糜蛋白酶和地塞米松雾化，每日两次，持续至切口愈合。卧床3～5 d，颈旁放置沙袋制动，轴位翻身，四肢锻炼。3～5 d后可佩戴支具下地行走。对于前路松解方法，王冰等提出使用内镜辅助前路松解，以减少创伤和感染风险。

（5）前路经椎体寰椎侧块螺钉固定术

① 适用证：寰枢椎行后路融合术失败者；因创伤、肿瘤致寰枢椎后部骨性结构破坏者；寰枢椎过伸复位，屈曲位脱位不稳定者；脊髓压迫来自寰枢椎前方者。

② 手术方法：采用前外侧咽后手术入路，进针点有两种选择。Lu等提出的进针点为枢椎前弓下缘与枢椎椎体侧缘交界上方4 mm处，钉道沿外偏5°～23°、后偏15°～26°，经寰枢外侧关节中部进入寰椎侧块外上角至寰椎侧块上关节面骨皮质下停止。王超等提出的进针点为枢椎体底部中点旁2 mm处。钉道沿外倾10°～32°、后倾0°～32°，经寰枢外侧关节进入寰椎侧块至寰椎侧块上关节面骨皮质下停止。

第五节　寰枢关节半脱位

创伤性寰枢关节半脱位是指寰枢两侧块中有一侧发生脱位，而另一侧没有发生脱位，寰齿前间隙为2~3 mm，不超过5 mm。

一、流行病学和损伤机制

寰枢关节半脱位多发于儿童，损伤机制与寰枢关节脱位相似。创伤性寰枢关节半脱位多由头部遭受打击或撞击伤、运动伤和交通事故导致，通常损伤的暴力不大，有时轻度的扭转外力即可发生半脱位。寰枢关节半脱位包括寰枢关节旋转半脱位这一特殊分型，若寰枢关节长时间不能恢复正常的解剖对位，导致韧带、关节囊在异常位置上发生挛缩就会形成旋转脱位及固定。Levine和Edward指出，寰枢关节旋转半脱位很少发生于成年人，且发病机制与儿童不同，儿童发生寰枢关节旋转半脱位多与病毒性疾病相关，成人多与交通事故相关，常并发单侧或双侧块部分骨折。

二、分型

Fielding分型由Fielding在1977年提出"旋转固定"，并根据X线创立此分型，该分型包括寰枢关节脱位及半脱位。

Ⅰ型，寰椎无移位，寰齿间隙<3 mm，横韧带完整。

Ⅱ型，旋转固定伴有寰椎向前移位3~5 mm，横韧带不完整，以寰椎完好的一侧关节为轴，另一侧块向前移动。

Ⅲ型，寰椎向前移位>5 mm，横韧带及翼状韧带损伤，两侧块均向前半脱位。

Ⅳ型，寰椎后脱位，常伴齿状突损伤。

三、辅助检查

（一）X线片

临床上若常规颈椎开口位、动力位片无法判断寰枢关节半脱位，可采取颈椎左右旋转15°开口位片或颈椎侧屈15°开口位片等特殊体位帮助诊断。

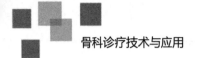

（二）CT 表现

SCT三维重建可清楚显示寰枢关节间隙及侧块位移情况，已逐渐成为评估寰枢关节损伤的首选。

（三）MRI 表现

如果怀疑横韧带、翼状韧带损伤或患者出现神经症状，必须进行MRI检查。短时反转恢复序列（STIR）能抑制组织中的脂肪信号，减少运动伪影，使韧带在急性期水肿、出血、断裂的高信号中更加突出，在诊断韧带急性期损伤中具有优势。

四、诊断

寰枢关节半脱位的临床表现主要是特发性斜颈、颈部僵硬、头痛及活动受限，尤其以旋转功能受限最明显。斜颈特征为向一侧倾斜20°并轻微屈曲。X线片上见寰齿距离异常、齿突与两寰椎侧块距离不对称等。若X线片受体位限制，无法判断寰枢关节脱位情况或者为进一步明确移位情况，可以进行SCT三维重建。对怀疑或确定横韧带、翼状韧带损伤或患者出现神经症状者，建议进行MRI检查。

五、治疗

寰枢关节半脱位的治疗策略同样受患者的病因、病程、脱位程度、症状及影像学等的影响。

（一）保守治疗

对于急性期、Fielding Ⅰ型和Ⅱ型患者首先考虑牵引复位，采用枕颌带持续牵引1～2周后，更换头颈胸支具或头颈胸石膏继续固定2～3个月。若枕颌带牵引力量不足以复位，可更换颅骨牵引。

（二）手术治疗

对于Fielding Ⅲ型和Ⅳ型脱位，复位后寰枢关节稳定性难以维持者，建议进行手术。

1. 后路手术

（1）寰枢椎经关节螺钉固定术

Magerl和Seeman描述了经关节螺钉固定治疗齿状突骨折的方法。此方法不仅用于治疗创伤性寰枢关节脱位，还用来处理包括炎症、感染、肿瘤、先天畸形及手术造成的寰枢关节脱位。该技术的缺点是学习曲线陡峭，且存在置钉错误导致椎动脉损伤等严重并发症的风险。

（2）后路椎弓根（侧块）钉棒/板内固定术

1994年，Goel和Laheri首次提出后路寰椎侧块螺钉技术，寰椎侧块螺钉经寰椎后弓下缘与寰椎侧块后缘的移行处直接沿寰椎侧块矢状轴置入，主要优势是内固定之前不要求寰枢椎复合体解剖对位，可用于椎动脉解剖变异病例，较经寰枢椎关节突螺钉固定也更加稳定。近年来，寰枢椎椎弓根钉棒系统在临床获得广泛应用，其具有进钉角度小、可直视下进行、操作较Magerl螺钉技术简单等优点。由于进钉点位于后弓后缘表面，可采用枢椎侧块作为定位标志，因此，无须显露寰椎后弓下方、枢椎峡部上方及寰枢侧块关节后方静脉丛，因而使寰枢椎侧块关节后方神经血管丛得以保留，避免了对枢椎神经根和静脉丛的分离和损伤；其钉道长度也较后路寰椎侧块螺钉技术的钉道长，螺钉与骨接触界面较后者大，具有可靠的三维稳定性，固定更加牢靠。

（3）后路钢丝固定技术

主要包括Gallie固定术和Brooks固定术。前者可提供良好的屈伸稳定性，但旋转稳定性非常有限，且术中要求钢丝通过椎板下，操作过程中有损伤硬脊膜囊或脊髓的可能，寰枢椎后部结构骨折、需行寰枢椎后路减压及存在明显骨质疏松的患者不能使用该方法。Brooks固定术是将两块独立的自体髂骨植骨块置于寰枢椎之间，较Gallie固定术能提供更好的旋转稳定性，屈伸稳定性相当，其不足之处在于钢缆需要从两侧通过寰枢椎椎板下，增加了损伤硬脊膜囊或脊髓的可能性。目前上述两种钢丝固定术已很少单独使用，通常与其他方法联合运用。

2.前路手术

（1）前路寰枢椎经关节螺钉内固定术

前路寰枢椎经关节螺钉内固定术中可直接观察寰枢椎的旋转与移位，螺钉由内向外的走行避免了穿入椎管、损伤脊髓的风险；前路减压与重建一次性完成，可减少手术次数，避免术中翻身造成脊髓损伤的可能。但需准确掌握螺钉进针点和进针角度，同时要求置钉前复位良好，如复位不佳则置钉困难。

（2）经口咽前路寰枢椎复位钢板

由于寰枢关节脱位常伴有寰枢椎间瘢痕或骨痂增生，即使予以足够松解，复位也仍有一定困难。尹庆水等发明经口咽前路寰枢椎复位钢板（TARP）系统，该系统由中央设有开槽的蝶形钢板、固定在枢椎椎体上的临时复位螺钉及特制的

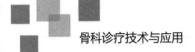

复位钳构成，三者配合使用即可实现寰椎的向上、向后复位。其螺钉孔配有万向锁定设计，枢椎螺钉可采用逆向椎弓根螺钉技术，从而获得与寰枢椎后路椎弓根钉棒系统大致相同的力学性能。与传统后路手术相比，TARP技术具有一个切口、一个体位、一次性完成手术的治疗优势，对于难复型寰枢关节脱位疗效显著。

（3）经口咽前路减压技术

传统经口齿状突磨除术，即"前减压"手术的目的在于解除局部骨质结构及变性韧带、纤维结构对延髓和高颈段脊髓的压迫。手术可对压迫脊髓甚至延髓的齿状突直接切除减压，但此类手术是在一个污染的环境下完成的，术中鼻窦、内耳道的分泌物会迁移至术区，手术风险较大，术后可能出现构音障碍，严重者需气管切开。同时，由于寰椎前弓或寰椎与枢椎间的固定轴被磨除，关节稳定性变差。

对于脱位严重的患者而言，椎管内空间相当狭小，若前路手术切除较大的致压物，尤其是在游离齿状突时，内侧韧带与硬脊膜相连可能造成脑脊液漏，甚至有脊髓损伤的风险。

第六节　寰椎骨折

一、流行病学和损伤机制

寰椎骨折约占上颈椎损伤的26%，占颈椎损伤的5.5%～10.0%，占脊柱损伤的1.3%～2.0%。平均发病年龄为30岁。

Cooper于1822年首先描述寰椎骨折，而Jefferson于1920年首先全面描述寰椎爆裂骨折，他认为寰椎骨折机制是暴力由颅骨向颈椎轴向传导所致，两侧块与前后弓联结处相对薄弱，是常见的骨折部位。因此，以他的名字命名的Jefferson骨折又称寰椎前后弓骨折，是由于头部受垂直暴力致使枕骨髁撞击寰椎侧块与前后弓交界处发生的骨折。有学者认为，寰椎负荷后变形的过程强烈提示寰椎前弓和侧块交界处与后弓处存在扭力作用，从而出现骨折；颈椎后伸时寰椎后弓处产生矢状面的扭矩，使后弓相对于侧块在矢状面发生弯曲，从而出现骨折；寰椎侧块承受压力后，沿冠状面发生旋转，在寰椎前弓固定时，旋转的侧块与前弓出现扭矩，两者在冠状面上发生弯曲，从而出现骨折。

儿童寰椎骨折比较少见，骨折多发生在未融合的骨和软骨结合处。儿童寰椎骨折常常是由轴向应力导致的，轴向应力从枕骨通过两个寰椎侧块传递至寰椎导致寰椎骨折，骨折线往往出现在儿童寰椎最薄弱的地方。对寰椎侧块的分力导致横韧带和翼状韧带断裂，从而出现寰枢椎失稳的危险。

二、解剖特点

寰椎侧块呈外厚内薄的楔形，这种楔形结构将作用在侧块上的垂直压力转化为水平向外应力，导致寰椎骨折和移位。

三、分型

寰椎骨折分型对于明确损伤机制和选择正确的治疗方法具有重要意义，但目前尚无统一的分型标准，以下介绍几种分型方法：

（一）Jefferson 分型

该分型最先由Jefferson提出，他将寰椎骨折分为5型。

（二）Levine 分型

Ⅰ型，寰椎后弓骨折，由过伸和纵向暴力作用于枕髁和枢椎棘突之间，两者相互挤压导致骨折；Ⅱ型，寰椎侧块骨折，多发生在寰椎关节面的前后部；Ⅲ型，寰椎前弓和后弓双骨折，包括典型的Jefferson骨折（寰椎前后弓四部分骨折），多系单纯垂直暴力作用的结果。

（三）Landell 分型

Ⅰ型，孤立的前弓或后弓骨折，骨折线不涉及侧块；Ⅱ型，前后弓双骨折，包括典型的Jefferson骨折；Ⅲ型，主要为侧块骨折，骨折线可延及前弓或后弓，但不同时累及。

（四）横韧带损伤分型

横韧带完整性是影响寰椎骨折是否稳定的重要因素，故该分型意义重大。Dickman等根据横韧带及骨性结构的损伤程度及范围将横韧带损伤分为两种类型：Ⅰ型，横韧带断裂，分为两个亚型，Ⅰa型为韧带中间部断裂，Ⅰb型为附着部断裂；Ⅱ型，寰椎侧块粉碎性骨折或寰椎侧块内结节撕脱性骨折，而横韧带本身无断裂。

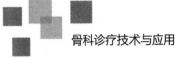

　　在上述分型系统中，横韧带完整对Jefferson骨折的治疗选择有一定的指导意义，推荐对横韧带完整的患者进行保守治疗，对横韧带断裂的患者进行融合手术。Levine分型结合了骨折形态和损伤机制，相对较为常用，对治疗方案的选择也有一定的指导意义。但是无论如何，目前的分类系统中，没有任何一个分型系统能够包括所有类型的寰椎骨折，也没有任何一个分型系统能为所有患者做出确切的治疗选择和预后判断。

四、辅助检查

（一）X线检查

　　侧位片上ADI≤3.0 mm为正常；张口正位片寰枢椎两侧块移位距离之和（LMD）≤6.9 mm为正常，大于上述值则提示横韧带损伤。

（二）CT检查

　　CT是寰椎骨折最重要的诊断方法，可在CT层面上明确骨折类型并指导治疗，同时若CT显示寰椎侧块内缘撕脱性骨折，提示横韧带撕裂；平行寰椎后弓的薄层CT扫描可诊断隐匿的寰椎骨折。

（三）MRI检查

　　MRI可直接显示横韧带的损伤程度和部位，并早期观察到脊髓损伤的程度，为诊断和治疗提供依据。

五、诊断

　　患者常表现为颈部疼痛、僵硬，双手托住头部，限制颈部活动。如第2颈神经（枕大神经）受累时，患者感觉枕部疼痛、颈肌痉挛、颈部活动受限；如侧块移位引起椎动脉损伤会导致脑缺血性意识障碍；若伴脊髓损伤，可有运动感觉丧失，损伤严重者可致瘫痪甚至立即死亡。临床诊断仍需结合影像学检查，CT检查是诊断寰枢骨折的首选。

六、治疗

　　稳定的寰椎骨折推荐采取保守治疗，不稳定的寰椎骨折是否采取手术及采取何种手术方法尚存在一定的争议。寰椎骨折的治疗目的是尽量使寰椎骨折复位，达到骨性愈合，维持枕-寰-枢的稳定性，防止神经损伤及并发症的发生。所以寰椎骨折采用非手术或手术治疗取决于寰椎骨折的稳定性，而横韧带的完整是影响寰椎骨折稳定性的重要因素，故建议采用骨折分型结合横韧带损伤分型指导制定治疗方案。同时，郝定均等在CAOS2015寰椎骨折指南中提出，对于横韧带无断裂的寰椎骨折，均可保守治疗；对于横韧带断裂的不稳定性寰椎骨折可采取保守或手术治疗。

（一）保守治疗

1.适应证

适用于横韧带完整的所有类型的寰椎骨折。

2.常见保守治疗方法

持续颈椎牵引、头颈胸石膏固定、头颈支具（费城颈围）、Halo支架等。根据指南，对于稳定性寰椎骨折，包括后弓骨折及前弓单处骨折，可以直接使用硬颈围固定10~12周。对于不伴有横韧带损伤的不稳定性寰椎骨折，首先判断骨折是否移位。若骨折移位则需要进行牵引复位，常用牵引方法为颅骨牵引或者Halo支架固定后牵引（Halo支架除制动作用外，还具有牵引功能，通过轴向牵引在一定程度上可实现对侧块分离移位的复位，但很难维持久稳定的复位，当患者直立负重后，常发生复位的丢失，甚至可能使最初的侧块脱位再次发生，导致寰椎骨不连或者畸形愈合），牵引时间为3周，重量为2~5 kg，牵引结束后再使用硬颈围或Halo支架固定8~10周，直至骨性愈合；若骨折无移位可直接使用硬颈围或Halo支架固定10~12周。对伴有横韧带断裂的不稳定性骨折也可以进行保守治疗，若骨折不愈合可再进行融合手术或者直接手术复位固定。

所有保守治疗可能导致C_1骨不连，难以保证维持C_0~C_2的良好序列，导致晚期的C_1~C_2畸形，残留慢性颈痛等并发症。保守治疗失败患者可再进行寰枢椎融合术加强上颈椎稳定性。

（二）手术治疗

手术治疗能够即刻矫正骨折脱位导致的畸形，解除脊髓和神经根的压迫，重建寰枢椎的稳定性，避免迟发性颈脊髓、神经损伤。对于不稳定性寰椎骨折合并横韧带损伤或者其他骨折患者需要早期手术。传统的手术方式包括寰椎单椎节复位固定术、寰枢椎融合术和枕颈融合术。

1.寰椎单椎节复位固定术

（1）适应证

寰椎前弓加后弓骨折，侧块劈裂骨折。

（2）前路单椎节复位固定术

首先常规进行术前牵引及口腔护理。患者取仰卧位，消毒铺巾，通过口腔撑开器显露口咽部，用丝线将腭垂悬吊拉向一侧。沿中线纵向切开咽后壁3～4 cm，将头长肌、颈长肌向两侧牵开，显露寰椎前结节、两侧前弓、两侧侧块及骨折端。用刮匙和髓核钳清除骨折端周围血肿及肉芽组织。用高速磨钻处理寰椎前结节周围的骨皮质。选用4孔、长45 mm的重建钢板塑成向前凸起的弧形。进钉点位于两侧侧块前表面的中心点，前结节旁4～5 mm，在钢板两侧的螺钉孔沿寰椎侧块的长轴方向钻孔，向后外侧偏斜10°～15°，进针深度不超过后方的椎动脉沟，以免损伤后面的椎动脉。攻丝后选用2枚直径为3.5 mm、长为20 mm的螺钉将钢板固定在寰椎两侧的侧块上，使分离侧块直接复位固定，拧紧螺钉使寰椎和钢板成为一个整体。

针对寰椎骨折单节段内固定器械选择，除了传统解剖钢板外，尹庆水等自主研发的JeRP钢板，在不稳定性寰椎骨折上也有较广泛的运用。

（3）后路单椎节复位固定术

气管插管全身麻醉后，在颅骨牵引下取俯卧位，将头端抬高20°～25°，使寰枕关节处于屈曲位。自枕骨粗隆至C$_2$棘突做后正中切口，切开皮下与项韧带，骨膜下剥离显露寰椎椎板与寰椎两侧侧块关节。对于寰椎后弓厚度大于4.5 mm的患者，选择寰椎后弓旁开中线20 mm与后弓下缘上2～3 mm的交点作为进针点。用神经剥离子分离和探测C$_1$的侧块内侧缘和后弓下方侧块的背侧。确定这两个骨性结构后，在进钉点用磨钻磨去少许皮质，用手锥（限深）由此钻入，手锥方向为保持内倾10°～15°，头倾5°～10°，深度26～30 mm，选择长度适当的螺钉拧入，安装连接棒，然后通过双侧螺钉加压使分离的侧块有效复位。

（4）手术并发症

前路经口咽进行单节段固定，该手术区域毗邻椎动脉、脊髓及硬脊膜、咽升动脉等结构，在钝性分离咽后壁时，需保护好颈血管鞘及咽升动脉，避免造成血管损伤。经椎弓根后路单节段固定时，必须显露到侧块关节后方，其周围存在丰富的静脉丛，容易引起术区广泛性出血，且止血困难，增加手术难度。虽然寰椎单节段固定有利于复位及骨折端加压，同时可最大限度地保留枕-寰-枢关节的活动度，但是如果寰椎侧块骨折移位严重，术后容易并发创伤性关节炎，残留颈部疼痛。

2. 寰枢椎融合术

寰枢椎融合术是目前治疗寰椎骨折最常用的手术方式，指南建议颈椎制动不愈合或不宜进行寰椎单椎节复位固定术的患者可采取寰枢椎融合术。寰枢椎固定融合的主要技术包括钢丝或钛缆固定技术、椎板夹技术、经关节螺钉固定技术、寰枢椎侧块螺钉技术。

（1）寰枢椎融合术主要适合：

① 寰椎骨折合并横韧带Ⅰ型损伤。

② 寰椎骨折合并齿状突骨折或Hangman骨折。

③ 寰椎骨折合并神经损伤。

④ 潜在寰枢椎不稳的骨折。

但是对寰椎骨折、双侧块粉碎骨折无法置钉或伴有寰枕关节不稳的患者无法使用该手术方法。

（2）寰枢椎融合术也存在不足：

① 造成$C_1 \sim C_2$旋转功能丧失。

② 某些复杂骨折（如伴随寰椎后弓单、双侧骨折）无法实现坚强固定。

③ 难以对寰椎骨折进行复位，因此往往导致寰椎固定在非正常的位置，影响$C_0 \sim C_1$关节的功能。

3.枕颈融合术

枕颈融合术虽然能够恢复$C_0 \sim C_2$的序列，重建寰枕枢的稳定性，但是牺牲了颈椎大部分运动功能，严重影响患者生活质量，目前枕颈融合术仅建议对无法复位的陈旧性骨折、C_1侧块粉碎性骨折无法置钉、寰枕关节严重破坏的患者采用。

第六章　骶骨骨折

第一节　解剖学特征

骶骨构成脊柱的终末端和骨盆的中心部分。其5个椎体融合，于矢状面上形成整体的后凸，影响脊柱其他部分的活动。胸段脊柱后凸的角度在15°~49°，而腰椎的前凸一般不超过60°。这些数值是由骶骨的倾斜度数决定的，其相对于水平面而言一般有45°的倾斜。这个角度对于腰骶结合处所受的剪切应力是非常重要的。腰椎与骶骨解剖学结构的差异影响治疗方法的选择，内固定的器械也与近端脊柱不同。

骶髂关节连接骶骨和骨盆，包括S_1、S_2的外侧和部分S_3，骶骨远端部分游离。骶髂关节的稳定通过坚强的韧带维持，如骶髂前后韧带、骶结节韧带、骶骨横韧带。韧带复合体的强度有助于判断骶骨骨折的位置，横行骨折通常发生在S_3中部，即骶髂关节的终末部分；而垂直骨折常通过骶骨翼而不是关节，这是因为骶髂关节韧带的力量阻止了断裂。

随着腰椎序列的下降，椎管的容积增大，内容的神经组织减少。胸段脊髓的截面积约为86.5 mm²，椎管容积约为17.2 mm×16.8 mm，脊髓约占50%。在胸腰段区域有脊髓圆锥，椎管也相应增大，脊髓通常终止于L_1水平。腰椎的椎管一般较大（23.4 mm×17.4 mm），内有马尾神经。而骶骨的椎管变得狭窄、扁平，并且由于骶骨中部（S_2~S_3）的后凸，神经根被相对地固定，活动度减少，也给内固定增加了难度。骶神经根控制排尿、排便和性功能，脊髓圆锥发放信号，由神经根经腰椎的后侧部分下行，然后出腹背侧神经根管。据Denis等人报道，骶骨翼的骨折可引起L_5神经根的损伤，这是因为神经根出椎间孔后横行于骶骨翼的上方，移位的骨折可能造成其损伤。Denis和他的同事也评估了各个骶神经根损伤的概率，发现在腹侧S_1、S_2神经根损伤多于S_3、S_4，因为这两个区域神经根出骶孔的概率有很大差异。直肠和膀胱是由双侧骶神经支配，一侧的损伤不会影响到括约肌功能，而双侧损伤后果则比较严重。

随着下腰椎和骶骨损伤后固定方式的革新，相应的解剖学研究也引起了人们的重视。椎板钩和椎板下捆绑技术出现较早，需注意的是后方的解剖结构。椎弓根的位置、大小、方向、形态是十分重要的。Saillant在1976年最早发表文章描述了椎弓根的解剖形态，并提出了椎弓根螺钉固定（最近北美的两项研究也支持他的结论）。其最重要的特征是椎弓根的横径和矢状径、长度、角度及固定时到达前侧皮质的长度。只有理解了不同水平骶骨的三维结构，并了解骶骨前方的神经血管分布，才能对安全、坚强固定骶骨有一个完整的概念。

骶骨的解剖学参数尤为重要。其在矢状面呈逐渐的后凸形状，顶点在S_3，后凸角约为25°。骶骨椎板较薄，有些区域甚至阙如，最厚处为骶骨翼，约40~45 mm。每个骶骨节段的退化的椎弓根处较厚，向远端走行时迅速变薄，在S_3或S_4水平最大厚度仅有20 mm。在S_1水平可能涉及的解剖结构有髂内静脉、腰骶神经丛、骶髂关节。沿S_1椎弓根拧入螺钉时，在骶骨岬和髂内静脉间有大约2 cm宽度的安全区域。因为重要的神经血管结构均位于骶骨岬的外侧，所以在S_1水平，螺钉方向可以由外侧沿30°或45°方向指向中央或者安全区域。更偏外的路径可以使用44 mm长度的螺钉，故S_1水平是唯一可以向外侧和中央拧入螺钉的节段。螺钉穿透双侧骨皮质时，可以达到最大的固定强度。在S_2水平，螺钉穿出前侧骨皮质超过1 cm时，可能伤及的结构是左侧的乙状结肠。与上一层面相比，骶骨的厚度明显减少，与S_1平行放置的螺钉把持力也相应减小。为弥补这些不足，固定时将螺钉指向近端或外侧可以增加螺钉长度，从而提高抗拔出的能力。在骶骨不同的区域，松质骨和皮质骨的含量有差异，这也影响到固定的方式和风险，所以在髂骨翼或椎体上固定比在较薄的后侧椎板上固定安全。

骶骨翼的垂直骨折需要固定时要考虑到各种解剖学因素。从入口位X线片上可以观察到骶骨翼的前缘，骶髂关节固定时要注意这个标志。由于骶骨翼弧形的形状，螺钉拧入时可能突破骨皮质前缘，造成神经血管损伤。经皮骶髂关节固定时，更要分辨皮肤上的一些解剖标志。术前计划时进行CT检查有助于明确解剖关系。术中影像增强器的运用可以观察骶骨翼的前缘和上缘，从而引导螺钉的方向。因为骶骨的轮廓特点，S_1通过螺钉时较S_2安全，S_2部位使用螺钉只用于S_1髂骨翼有严重粉碎骨折的患者。已被证明的是，这些相互关系和误差可以极大改变

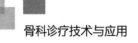

骨折复位的准确性。对于S_2区骨折，5 mm、10 mm、25 mm和20 mm的位移，横截面的接触面积分别下降30％、56％、81％、90％。因此，不仅正常解剖很重要，还必须考虑清楚由于骨折处造成的解剖畸变。

作为腰骨盆稳定固定点的髂骨翼的解剖结构是骶骨骨折治疗的另一个关键点。几项研究同时使用尸体和三维CT重建的方法已经得出以下结果。髂后上棘和髂前下棘的距离约为：男性140 mm，女性130 mm；可承受的最大螺钉直径为：男性8 mm，女性6~7 mm；皮质厚度平均为：男性5 mm，女性4.7 mm。这些螺钉可以通过侧位和闭孔斜出口位的透视下放置。而其他路径不能提供理想的通道。

第二节　骶骨损伤的类型

一、小关节骨折和脱位

小关节损伤在腰椎是很常见的。据Levine等报道，L_1、L_2水平以下的双侧小关节脱位占全部小关节损伤的10％。骶髂关节部位的损伤则比较少见。这种为屈曲–分离型的损伤，主要的特征是软组织损伤导致后侧韧带复合体完全断裂，同时也累及到椎间盘，使小关节脱位，但其骨性结构在大多数病例中仍保持完整。前方椎体的轻微压缩是严重韧带损伤所致，并不会造成整体的不稳定。此时椎体后缘保持完整，椎体相对于相邻椎体的移动可能造成椎管内的损伤。这种损伤应该和小关节骨折相区分，后者通常是机械性损伤，包括小关节的粉碎骨折，有时还伤及椎板、椎弓根峡部或者椎体。

小关节脱位可以引起部分或完全的马尾综合征。这是因为后侧韧带的断裂结合严重的椎间盘损伤可导致大的移位，伤及椎管内结构。Denis认为，在这类损伤中，屈曲的不稳定不能仅归因于后方结构的断裂，后纵韧带、纤维环、椎间盘的损伤也参与其中。前纵韧带通常保持完整，从椎体前方剥离。大多数学者认为，这是一种屈曲–分离型的损伤，旋转轴位于前纵韧带的后方。

腰骶结合部小关节的骨折和脱位可通过影像学检查来证实，即显示L_5水平椎管后壁完整，椎体前缘轻微压缩，椎间高度降低，椎体间移位。腰椎的前后位X线片可以发现小关节的脱位。CT可进一步确认小关节内空虚的征象，矢状面重建可观察到椎管受累的严重程度。

虽然在胸段和腰段脊柱的单侧小关节脱位比较少见，但在腰骶结合部的报告却很多。单侧小关节脱位的发生是由屈曲、旋转、分离的复合力量所致。当分离的力量不足以使下方小关节跨越上方小关节时，可以出现小关节的骨折脱位。在单侧和双侧小关节骨折脱位中都存在这种剪切应力的因素。最近的文献中也报告了大量的单侧腰骶部小关节脱位合并骶骨骨折的病例，骶骨影像学的进步使我们能更透彻地认识到这些高能量的损伤。小关节的脱位合并骶骨骨折，特别是粉碎骨折，使腰骶结合部的固定变得十分复杂。复位后的不稳定与单纯的小关节脱位或骨折脱位情况有很大的不同。在前后位X线片上，单侧与双侧脱位表现也不同，前者可见到明显的旋转结构，有时还可发现横突的撕脱骨折。腰骶小关节功能不全可以合并发生于骨折延伸至骶骨上关节突基底部的垂直骶骨骨折，从而一同构成了一个功能不全的腰骶交界处。所以当发生双侧上骶骨严重粉碎损伤时，腰椎骨盆稳定可能需要恢复脊柱和骨盆之间的稳定性。

二、骶骨骨折

早在1847年，Malgaine就提到骶骨损伤与骨盆骨折之间的关系，但是直到最近，骶骨骨折才被公认和骨盆骨折联系到一起。Bonin是第一个定义这种损伤的学者。他研究了44例骨盆创伤的病例，发现45%合并有骶骨骨折。他将其分为六种类型，并倡导对受伤机制和神经功能受损机制进行探讨。在大量发表的报道中，单独发生的骶骨骨折不超过5%，除伴随骨盆骨折外，还可见到大多合并有腰骶结合部的脱位、小关节损伤、骶骨骨折。最近有学者发表了类似的文章，提到17例非连续的胸椎、腰椎骨折，同时合并有骶骨骨折。其中的5例最初被漏诊，结果导致远端神经根的继发损害。许多学者正努力探寻适合骶骨骨折的诊断标准，以便在骨折分型、神经损害、治疗选择之间建立联系。骶骨骨折可以由骶骨的直接暴力引起，但大多数还是起因于骨盆或腰椎的间接暴力。

骶骨骨折通常根据骨折线的方向分为垂直、横行、斜行三种。大多数为垂直骨折。Schmidek等学者研究过相关文献及病例，将垂直骨折分为直接和间接两种类型。间接类型包括侧块骨折、近关节面骨折、劈裂骨折和撕脱骨折。

另外，高位的横行骨折也是间接暴力所致，但枪伤和低位横行骨折是直接暴力引起的。

Denis等人经过临床及尸体骶骨的解剖研究，将236例骶骨骨折按区域进行了分类。三个区域中有临床意义的是第一区，即由骶骨翼直到神经根孔外侧缘；第二区是神经根孔；第三区包括骶骨的中央部分和椎管。在Denis的研究中，一区的骨折有118例患者，其中5.9%有神经功能损害，这常是骨盆的侧方挤压、垂直的剪切应力或骶结节的撕脱造成的。第二区的骨折包括单个或多个神经根孔，骨折线在骶管外，没有造成中央椎管损害。236例中有81例是这种骨折，其中28.4%有神经功能损害。二区损伤常是由垂直的剪力骨折引起的。第三区即累及中央骶管的骨折，相对少见，236例中有21例，但其神经损害的比率较高（56.7%），且这组中还包括一位横行骨折的患者。

斜行骨折常常结合了横行骨折和垂直骨折的某些因素，可以累及到骶骨和骶髂关节。近端骨折线可以达S_1小关节或者穿过小关节，故而不稳定的程度也随之增加。ISle提出了延伸到腰骶交界处损伤的分类。A型是向外侧延伸到$L_5 \sim S_1$，不改变腰骶稳定性；B型破坏了腰骶关节；C型延伸至椎管。后两型是不稳定的类型并且高度复杂。

骶骨的横行骨折比垂直骨折少见，文献报告发病率为4.5%～10%，大多为高处坠落等高能量创伤所致。Roy-Camille等研究过13例横行骨折，并对其进行进一步的尸体解剖，发现骨折位置较高（达S_1或S_2），上下骨折端形成后凸形状，常伴有双侧骶骨翼或L_5的横突骨折。骨折段的移位和倾斜与受伤时髋关节的屈伸状态有关。对骶骨的直接打击可以造成低位的横行骨折（S_3或S_4），骶髂关节固定后，骨折远端可因杠杆作用而受伤。横行骨折可分为三种类型：Ⅰ型为屈曲损伤但没有明显的畸形；Ⅱ型为屈曲损伤伴有骨折近端后移；Ⅲ型为伸展型损伤伴有骨折近端前移。因移位方向的不同，可引起直肠破裂或脑脊液漏出。常伴有神经功能的损害，包括直肠和膀胱功能受损、会阴区麻木。$S_2 \sim S_3$水平的骨折可出现排便、排尿功能的完全丧失。在普通X线片上很难发现，因骨折线平行于横轴，采用CT或二维的重建也可能出现漏诊。而MRI对此种类型的骨折比较敏感。

最近已做出一项尝试，以规范各种测量方法，用以描述骶骨骨折的特点。Kuklo及相关人员回顾了67篇关于测量处理骶骨骨折的英文文献。他们的结论是，关键的测量方法包括前后位移、垂直平移、前后平移、矢状角度、骶后凸畸形、水平位移和肛门闭塞。

建议使用最理想的影像学研究和测量方法。但这些方法还没有在可重复性和是否对患者个体化治疗方案选择有益等方面得到验证。不过，研究也指出，既往研究报告差异巨大，规范诊断方法仍需努力。

MRI的应用使我们认识到骶骨的不全骨折。这类骨折在X线片上很难被发现。MRI上要仔细观察水肿和压缩的影像，和其他许多不同的征象，如平行于骶髂关节的垂直影像，最常见的影像是"H"或"Honda"征。Peh等人报道了21例骶骨不全骨折，其中9例有"H"征，4例有双侧高位的骶骨骨折，4例存在单侧的骶骨翼骨折，2例是部分横断的双侧骨折。这种损伤的分型需要结合骨闪烁显像、CT以及MRI来综合判定。

第三节 评 估

一位创伤患者经过复苏抢救和大体评估后，我们还应该通过患者和急救人员来了解受伤的细节。高能量的减速伤如从高处坠地或汽车、摩托车车祸可能导致骨盆环的骨折，也可合并骶骨损伤或者单独的骶骨骨折。体检时应包括全脊柱、骨盆、骶骨的触诊，应注意局部有无擦伤或淤斑。会阴和肛门进行常规指诊。尿道或直肠受到严重创伤的患者，可能存在直肠穿孔，也可能合并有骶骨的横行骨折，这主要取决于骨折移位的方向。

针对那些下腰部或腰骶部疼痛的老年患者，骶骨区应当进行仔细的检查。临床病史中需注意有无放疗史，有无药物性或老年性的骨质疏松。骨折所致的神经功能损害很少见，但我们仍应该仔细评估直肠、膀胱功能，比如遇到患者因疼痛服用止痛药物，服药后又出现便秘，此时评价排便的功能就比较困难了。由于普通X线片的阳性率较低，因此对有症状的患者，可以采用锝标记的骨显像进行早期诊断。

一、神经功能损害

骶骨创伤时神经功能的损害取决于损伤的类型及骨折线的方向。骶骨的垂直骨折可累及一侧的骶神经根，有部分的感觉缺失。若S_1神经根未受损，则还可保持正常的膀胱、直肠功能。几乎所有的伴有移位的横断骶骨骨折存在神经损害。事实表明，高达35%的横行骨折患者存在神经根横断，并且许多出现多发硬脊膜撕裂。在不同的研究中，15%～40%的高能量骶骨骨折患者有显著的神经功能缺损，5.9%的1区垂直型髂骨翼骨折伴有神经功能异常，通常伤及坐骨神经或L_5神经根，症状轻微；28.4%的2区骶骨骨折有神经损伤，小部分影响二便功能；其余还会有伤及L_5、S_1、S_2神经根所致的坐骨神经痛。移位的垂直骨折或者L_5横突的骨折可损伤到L_5神经根，并且经常会出现足下垂，称为创伤性远端综合征。3区骨折累及到中央骶管，其中至少有50%的患者有神经功能损害，可能有二便和性功能的异常。对于S_2至S_5节段损伤，可出现膀胱、直肠功能障碍。如果S_2或S_3有一条神经根保留，则可能不会出现功能性的尿失禁。双侧损伤的后果是很严重的。

在临床检查基础上，还可以使用膀胱测压、括约肌肌电图等辅助诊断。针对所有的骶骨骨折，我们应当进行全面的检查，因为很难确定神经根的损害是由于骨盆骨折还是骶骨骨折引起的。

应力性骨折所致的神经功能并发症很少见。在一些个案报告中，骨折和神经损害有时可能被忽略，患者可能有尿潴留、足趾麻木的症状。神经损害的出现并不一定有骨折的移位，其发生机制尚不清楚。治疗时下腰部症状的缓解可同时减轻神经症状，大多数不需要进行外科手术。这些患者通常要进行MRI检查，而对于有严重压迫或移位的，手术减压仍是必要的治疗方法。

二、放射学评价

骶骨损伤的影像学诊断是很困难的。每个受到高能量创伤的患者都应该依照高级创伤生命支持（ATLS）指南进行骨盆正位X线片检查。骨盆和骶骨的正位及侧位X线片在分辨骨折上通常没有太多帮助。软组织影和肠内气体有时会干扰医生对细节的判断。矢状位上腰椎的前凸、骶骨的后凸也会影响观察骨折线的方向。侧位片上可以发现骶骨的横行骨折。Denis等报告的一组病例中，大约50%的患者因没有神经损害而漏诊了骶骨骨折，甚至有神经功能障碍的患者也有漏诊的情况。X线片只发现了30%的骶骨骨折，而经过仔细地回顾性研究后，也只发现了35%。每一位骨盆骨折和神经功能缺损的患者都应该怀疑是否存在骶骨骨折。因此对于急性创伤或者应力性骨折，都应当根据临床判断和受伤机制来指导辅助检查的选择。所有疑似骶骨骨折的患者，都应该进行骶骨侧位、入口位（X线片管与足侧呈35°~40°）和出口位（X线片管与头侧呈45°）的影像检查。薄层的冠状位和矢状位的重建CT已成为骨盆和骶骨骨折的评价标准。目前CT已成为诊断骨盆、骶骨骨折的必须检查项目。它可以提供清晰的影像，特别是髂骨翼外侧的复杂骨折。横行骨折平行于普通CT平扫时的冠状面，需要通过矢状面的重建来证实。各种直接从CT扫描结果进行测量的方法的作用目前还不清楚，但测量方法的标准化应该成为描述这些骨折的目标。另外，MRI在判断神经组织受压、骨折片移位等方面会有很大帮助。对于急性创伤伴有神经功能损害的病例，MRI已经取代了有创的脊髓造影检查，可同时显示横断面、矢状面的影像。

老年人骶骨的应力骨折诊断比较困难，普通X线片在这种情况下提示较少，但在帮助排除其他腰骶椎疾患上有一定价值。这些患者在症状出现早期可以进行99 m锝MDP骨扫描。骨扫描时标准投影位置是前后方向的，而在观察应力骨折时后位像更加有效。膀胱内容物有时会干扰骶骨的影像，而出口位常可避免这种情况。骨扫描检查敏感性较高，但不是特异性的，对于骨折的准确判断可由CT获得。扫描时机器要对位、对线良好，采用2 mm薄层扫描以获得最多的数据，从而进行重建。而常规的骨盆CT扫描达不到这种分辨率。垂直骨折可以发现骨折线和骨皮质的硬化边缘；横行骨折在矢状位重建后较容易观察。另外，除骨折线和陈旧骨折硬化边缘外，CT还可发现更多的信息，例如在骶髂关节或骨折部位（骨内）有时可以看到真空现象。针对有症状的患者可以用MRI检查来筛查或诊断，骨折线在T1加权像为低信号，T2加权像和短时反转恢复序列（STIR）为高信号，围绕着骶骨翼或骶骨体可见到水肿的信号。一些学者认为，MRI敏感性高，但特异性不够，骨折还需通过CT来证实，但近期也发现，在MRI上骨折内的液体影像有利于确立诊断。

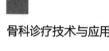

第四节 治 疗

一、适应证

根据脊柱损伤的机制和稳定性，人们已经设计出多种内固定系统。同时还完善了一些概念，例如稳定与不稳定的概念。脊柱稳定的一般性定义包括骨折的方式，但骨折方式不会随生理负荷改变位置，因此不会引起神经功能损害或出现畸形。尽管已经有许多实用的内固定器械应用于腰椎损伤，但对于脊柱损伤还没有明确的分类，因此治疗方法也没有完全区分开来。骶骨损伤的外科治疗适应证包括：

（1）骨折部位存在活动，非手术治疗无法控制（不稳定）。

（2）神经功能损害。

（3）脊柱在轴位或矢状面上严重对位失衡，椎管和神经组织发生移位或成角会引起神经的损伤。

骶骨的垂直骨折通常合并有骨盆环的骨折，所以对于不稳定的治疗与骨盆骨折的其余部分在稍后一并进行讨论。腰骶分离的发生，特别是在IslerB和C型骨折中，可以要求对这种严重不稳定结构进行单独或与前骨盆固定相组合的方式进行固定。这可以使患者通过脊椎和骨盆的坚强固定恢复早期负重，从而使多发伤幸存者减少卧床时间，同时并发症发生率降低也使患者获益。骶骨的横行骨折分为两类：青枝骨折可能增大后凸角度，稳定性良好；骶骨近端的横行骨折通常伴有神经损害，移位明显，非手术治疗无效。此外，如果远端骨折保持分离状态，痛苦和稳定的程度是显著的。虽然L_3水平及远端部位直接固定的可能性很少，但对骶骨远端部分切除可以明显缓解疼痛。

神经功能损害程度是第二个重要的标准。关于脊柱损伤的手术治疗是否真正对神经功能恢复有意义的问题，引起了广泛的争论。没有任何一级的证据表明，手术治疗骶骨受伤造成的神经功能缺损相较于非手术治疗更为有效，但一些小规模的研究表明神经根减压对于恢复神经功能有益。在一组高位横行骶骨骨折研究中，作者认为患者有后凸畸形、神经功能的损害，都是畸形复位、椎板减压、神经根减压的指征，有助于神经功能的恢复。另外一组对于4例患者的研究观察到非手术治疗也得到了某些神经功能的康复。Gibbons等人研究了23例有神经功能损伤的骶骨骨折患者，其中88%的患者通过手术治疗获得了某些功能的康复，仅有20%的患者通过保守治疗得到功能的改善。

在对13例进行了手术减压的患者进行的非随机对照研究证明，运动功能和整体的结果在统计学意义上有所改善，类似的结果也表现在肠道和膀胱功能的恢复、疼痛症状缓解及感觉功能恢复上。另一项对19例骶骨骨折脱位和脊柱骨盆分离并进行手术减压及腰骨盆重建的患者进行研究，其中15例完全性马尾综合征中有7例完全恢复肠道和膀胱功能，这种结果在没有神经根离断的患者中更可能出现（6/7）。对于骶骨骨折伴发的其他神经损伤，进行直接手术干预的效果欠佳。这些损伤中大多是神经根损伤，另外也有神经失用症，通常可进行非手术治疗。

另一个治疗的适应证是严重的矢状面或冠状面畸形。大多数的骶骨骨折可引起后凸畸形，也可以合并有滑移或旋转畸形。对于身体的负重而言，保持脊柱矢状面的正常对线是非常重要的，也有利于保留棘旁肌的功能。大部分脊柱骨折的治疗都要求恢复正常的对线，然而这个标准目前还没有能完全应用于骶骨。大部分的骶骨损伤都发生于年轻人，手术或保守治疗的随访时间还比较短，因此治疗的原则还没有完全确定。临床上如果遇到有神经功能损害，但没有严重后凸畸形的稳定骨折，目前通常优先选择保守治疗。

综上所述，如果骨折或脱位影响到腰骶结合部，导致了神经功能损害、不稳定、畸形，就需要手术治疗。这其中包括斜行的骶骨骨折，这是因为任何一侧腰骶关节的损伤都可能引起不稳。当骶骨骨折合并有严重的骨盆损伤时，治疗的主要目标应包括重建骨盆的稳定。这可以通过手术或保守治疗的方法实现。如果创伤或应力因素引起的骶骨横行骨折造成了明显的神经根受压，功能缺失，严重的骨折成角、移位，此时则需要外科手术干预。采用手术还是非手术的关键是明确是否有神经功能损伤的存在，以及明确损伤的类型。例外的情况是对于那些垂直骨折或斜行骨折引起了孤立的神经根损伤的患者。治疗的关键是看不稳定的程度。如果膀胱、直肠功能出现异常，应努力进行功能的康复，此时大多采用非手术的疗法。还有一些学者提出手术减压可以直接去除致压物，恢复曲度，也可以取得良好的效果。

二、治疗选择

骶骨骨折的治疗大致可分为非手术治疗和手术治疗。非手术的方法包括卧床、体位复位，辅以石膏或支具外固定，非手术治疗在一些低能量骶骨骨折（不全骨折）的治疗中起到了作用，但在高能量创伤的治疗方面少有作用。虽然外固定在骨盆骨折的治疗方面起到了快速和明确的重要作用，但在骶骨骨折和腰骶不稳定的治疗方面的作用是明显有限或几乎不存在的。合适的手术干预可以包括以下各种步骤，包括：

（1）远端骶骨切除术。

（2）从后侧或后外侧入路神经减压。

（3）直接复位和固定骶骨骨折。

（4）通过脊柱骨盆固定的方法复位和稳定腰骶不稳定。

这些办法，甚至包括骨盆前方的稳定，共同发挥作用。

非手术治疗：

如果患者神经功能正常、移位或成角轻微（1区或2区骨折合并稳定的骨盆骨折），则只需要短期的卧床休息，早期也可使用支具制动。负重应循序渐进，并取决于骨折的类型和移位的程度，比如嵌插的骨折块往往可以保持稳定。

穿过S_3及其远端的骶骨骨折并不增加内在负重不稳定。虽然取决于损伤的严重程度，但远端部分可能相对较少与近端部分相关。即使在神经功能缺损的情况下，最初的手术治疗也很少应用。由于有神经支配肠道和膀胱功能，且在这个水平的损伤经常导致神经根横断，所以早期探查、减压并无明显益处。因此，初始治疗应包括在保护受伤区域的情况下，采取坐位观察是否有功能恢复和疼痛缓解。手术治疗应考虑仅在持续不愈合伴疼痛6个月后并括约肌肌电图（EMG）评价完成之后进行。

大多数的骶骨应力性骨折可以使用保守治疗，尽管有一些可能合并有神经损害。早期卧床治疗的必要性仍有广泛的争议，目前已经有很多报告对此给予支持。事实上，早期卧床并不能完全预防神经功能损害的发展，而且还有许多伴随的并发症：骨质疏松，深静脉血栓，肌肉力量减弱，心脏、消化道、泌尿生殖系统异常。然而目前还没有任何证据能证明哪种方法更优越，也没有病例报道证明卧床治疗可导致不可接受的并发症。卧床是否可以促进骨折愈合、症状减轻，目前还不是十分清楚。大多数的研究发现症状将至少持续3个月，有时可长达9个月，那些以前经受过放射治疗的患者需要更多时间，有的甚至超过1年。少数报告显示了相反的结果：经非手术治疗缓解的症状反而加重。

手术在骶骨不全骨折治疗中的作用没有得到充分开发。然而，最近几个小规模的研究评估了经骶会阴肛门成形术在骶骨不全骨折治疗中的作用。这些研究没有关注手术适应证，而是关注老年患者经3个月保守治疗之后由于疼痛限制了正常活动的临床情况。这些研究对患者进行了CT引导下的穿刺，并在两侧骨折面各注射约4 mL异丁烯酸甲酯。目前还没有神经侵犯发生，只有其中1例出现少量软组织挤压的情况。大多数患者至少有一些疼痛改善，甚至一些出现了疼痛完全缓解。这种技术还需要进一步调查，但可能在保守治疗3个月后仍因疼痛继发而活动受限的患者中得到应用。

对于1区的垂直不稳定骨折，应当早期使用骨牵引纠正移位，再通过前方或后方做固定（或联合）。可以使用前路钢板、后路钢板、连接髂骨的张力带等进行固定。最近出现了经皮骶髂螺钉，可以通过很少的暴露获得足够的稳定。此项技术的关键是良好的骨折复位和影像学监视，以确保螺钉位于骶骨内。

对于单独的横行骨折或者斜行骨折，无论是否伤及L_5/S_1小关节，都可以考虑使用双侧钢板系统或其他技术固定，但小的移位骨折不必如此。

三、特殊类型损伤的外科处理技术

（一）切除

除了尾骨骨折以外，几乎没有对作为替代治疗的骶骨骨折切除进行的书面描述，原因是对其适应证把握欠缺导致治疗结果不确切。虽然它的效用明显有限，但是它对远端骶骨骨折保守治疗后不愈合或畸形愈合的患者的疼痛缓解具有作用。在进行切除术前，重要的是了解远端神经根的情况。严重的远端位移表明已经出现了神经根的根离断和不连续。MRI上脊膜膨出、异常的尿流图及括约肌肌电图加强了这一临床结论。然而，外科医师必须考虑整体切除远端部分，或采取分块取出，同时保留任何剩余的、尚连续的神经根的方法。

（二）固定技术

自Louis和Roy-Camille之后，脊柱的椎弓根螺钉和钢板系统开始应用于骨折的治疗，包括腰骶结合部和骶骨。以骶骨为例，不仅可以固定，还可以通过预弯钢板来控制移位和成角。有限长度的器械就可以达到脊柱的坚强固定。腰椎的

Roy-Camille钢板允许每个节段放置两枚椎弓根螺钉，这在S_1水平是十分重要的。腰骶结合部的短节段固定可优先选择钉棒系统，螺钉先拧入L_5椎弓根，待脱位或骨折脱位复位后，于S_1或髂骨翼内拧入螺钉，再放置连接棒。如果固定斜行的骨折需要固定到S_2水平，就很少运用钉棒的方法，而选择具有较小的体积和贴附的外形的钢板。合并严重粉碎的髂腰构建在后面的部分中描述。

（三）腰骶部小关节损伤和脱位

患者取俯卧位，手术台于髋关节水平弯曲以利于复位。复位后，手术台回位以维持位置。经后方入路，切口自L_4棘突至S_2水平。暴露过程中注意避免损伤L_4/L_5棘间韧带和小关节关节囊。于L_5/S_1小关节处要观察有无骨折线穿过关节突或斜行进入骶骨。如果没有骨折可以用巾钳牵引L_5、S_1棘突以解开绞锁。复位困难时可将手术台过度屈曲。关节突解锁后，将手术台由屈曲改为轻微过伸，此时关节突将恢复正常位置。笔者不提倡切除部分小关节突以利于复位，那将影响复位后的稳定性。如果复位后的位置不容易维持，可以使用棘突间的钢丝暂时固定。但要注意，不论钢丝还是最终的器械固定，都不要加压，因为对椎间盘的压力可能导致神经根的损伤。复位后应该进行探查，以确保没有椎间盘疝出和神经根受压。若出现这种情况，则应切除致压的椎间盘。

检查完椎间隙后，可以用常规的方法在L_5、S_1内放置椎弓根螺钉。在S_1水平向内侧拧入螺钉，之后轻微的加压就可以维持复位的状态。需要融合时可以从髂嵴取骨移植物。如果骨折线经过小关节突顶部，复位前应清除小的碎骨片。最终可能要靠钢丝来辅助维持位置，以避免旋转状态下的固定。如果骨折线穿过小关节突基底部斜行进入骶骨，这一侧的关节突有了移位不再保持并排的状态。此时要将移位的骨折部分向后方复位，L_5内用1枚螺钉，S_1内用2枚螺钉，并且用足够长度的钢板在远端固定斜行骨折。

（四）骶骨骨折

直到最近，骶骨损伤的外科手术治疗才显示出良好的效果。此前的外科治疗仅限于骶骨的椎板切除减压，很少涉及畸形的纠正，当时也没有相应的固定办法。目前我们已经能够处理一些复杂的病例，比如横行骨折伴有严重后凸畸形。治疗后可以减少瘦弱患者的皮肤并发症，也可以进行神经根的减压，当然手术中要警惕骨折碎片穿透直肠造成更加严重的后果。

事实证明，外科减压和稳定已经对骶骨横行骨折及伴有神经损害的病例有很好的疗效。神经组织的受压有多种因素。大多数的横行骨折有成角，加重了后凸和移位。骶神经根形成帐篷样的受力模式，骶骨椎板减压术并不能有效解除神经根的压迫。此外，若后凸部位的顶点被切除而没有固定，则将进一步加重移位引起损伤。这种情况下，应将骨折远端向近端去对位，然后使用钢板固定，并去除未复位的骨折碎片。如果骨折是嵌插或粉碎而没有成角，神经根的减压主要靠清除椎管内的碎骨片。此时不应强求去复位，建议原位固定并行椎板减压。

有成角的骶骨横行骨折复位及固定技术已经比较成熟。这种骨折大多发生在$S_1 \sim S_3$。手术台应该能方便地进行X线透视。患者取俯卧位，膝髋轻微屈曲，可采用由L_5棘突（保护$L_5 \sim S_1$小关节囊）至S_4水平的纵向切口进行暴露。若骨折为斜行，至少要暴露至L_4水平以显示L_5椎弓根，从骶骨的后方骨膜下剥离棘旁肌可以达到骶骨的$S_3 \sim S_4$水平。

自$S_1 \sim S_4$的椎板切除术后，显露出骶神经根，继续向外侧解剖，完全暴露出横行骨折线。椎板切除从骶骨近端椎管宽大处开始，向远端直到骨折线。外侧的减压要看到腹侧的神经根和椎弓根。但如此彻底的减压并不是完全必要的。可以通过骨折线用刮匙探查，开放部分骶管，切除后凸顶点的骨质以减少复位后神经根的损伤。骨折块可通过使用Cobb骨膜起子轻柔地放于骨折块之间撬开，也可以临时放置撑开器牵引。如果近端骨折块位置偏后，可将Cobb骨膜起子由外侧放于远端骨折块的腹侧，向后撬纠正后凸畸形。骨折满意复位后再固定脊柱。如果骨折线斜行穿过低管（$20° \sim 0°$），骶骨可向侧方移位，可用2枚单皮质螺钉固定后辅以骨盆复位钳以恢复骶骨的长度。

$S_1 \sim S_4$的椎弓根螺钉固定有一定的要求：S_1螺钉由小关节内缘向内侧30°指向骶骨体，另一枚螺钉可在第一骶孔近端向外侧40°指向髂骨翼。这种技术允许S_1放置两枚螺钉，其余螺钉可沿各椎弓根平行于骶髂关节置入，位置在两个骶孔之间的骨面，向外侧$30° \sim 45°$。用2 mm钻头钻孔，穿透两层骨皮质，测深后拧入松质骨螺钉。可选择合适长度的（S_1约为40 mm，依次递减至S_4为20 mm）钢板或不锈钢钢板（骨盆重建板），以适应预先钻好的钉孔。

骨折经由Cobb骨膜起子撬起复位，然后再放置钢板固定。这里要注意不能仅用钢板去获得复位。螺钉应该双侧放置，依次拧紧。对于粉碎性骨折，螺钉可拧入骶髂关节或髂骨后方，近端可延伸到L_5椎弓根或$L_5 \sim S_1$小关节固定。如果复位后成角畸形仍然对腹侧面的神经根有压迫，则要在骨折水平侧方开窗减压。通过这个窗口用咬骨钳清除压迫物，不能仅仅试图砸平致压物，而应当确保彻底减压。骶骨骨折时骨移植不是必须的。如果固定到L_5水平，常规进行后外侧植骨，放置引流，严密缝合棘旁肌肉。患者术后腰骶部及下肢要制动3个月。膀胱、直肠功能的恢复比较缓慢，需要12~18个月。

如果骶骨骨折垂直通过神经孔或涉及腰骶关节，则需要用替代方法来恢复稳定。骶骨置板是不够的，在严重粉碎的骶骨上固定也是不理想的。在实例中，从腰椎绕过粉碎性骨折的骶骨直接固定到髂骨，保持脊柱和骨盆的稳定，但不控制骶骨的碎块。直接减压可以与髂腰固定共同实施，但必须通过去除骨组织进行神经根减压，且不需要复位畸形和稳定的碎块以达到复位的目的。

此手术方法需要一个从L_3棘突下缘至S_4的正中切口。如果需要进行减压，做一个正中入路是必要的，但如果只需要进行固定则可以使用改良的后路。如果中线切口达到了棘突及骶骨筋膜水平，从S_1至S_3拉开皮瓣到达髂嵴。远端棘突旁肌肉由于插入到S_3和S_4之间而无法脱离。标准方法解剖L_4和L_5，使椎弓根螺钉可以在不破坏腰椎小关节关节囊的情况下置入L_4和L_5。在骶骨上做3个纵切口，从L_5到S_3延中线，经过双侧髂嵴。从S_1到S_3在肌肉下进行骨膜下剥离，使双侧髂骨内外表面完整剥离直至达到骶骨水平。在S_3，髂骨后面与骶骨后面处于同一水平，但在S_1的髂骨需要剥离约1.5 cm深才能显露。然后用弯曲骨刀从S_3到S_1离断骶骨背面，移除双侧髂骨嵴，整块取出。这有两个目的：一是收获足够的腰骨盆融合材料；二是减少了后部坚硬组织的突出。

在L_4和L_5插入椎弓根螺钉时，如果不是在这两个层面都使用可变角度螺钉，则必须在L_5使用可变角度螺钉。两个髂骨螺钉与远端螺钉一起放置于两侧。其进入点是髂骨断面近端约1 cm[大约是在髂后上棘（PSIS）]，以髂前下棘（AIIS）为目标。利用X线透视闭孔入口和出口位，以及髂骨侧位和髂骨斜位进行观察。光滑的克氏针，可在没有特制的椎弓根导向装置或缺乏140 mm探针时用于建立正确的路径。路径应在双侧X线透视下确认，并达到最少80 mm，力求男性140 mm，女性130 mm。在每一侧的首枚螺钉定位标志物确定后，在髂骨切面近端1.5 cm平行放置第二枚。一般来说，两个近端螺钉应至少较远端螺钉短10~20 mm。所有4个螺钉，插入髂骨松质骨达到统一深度，以尽量减少硬物突出。钉棒结构可以通过两种方式之一完成。

如果系统没有连接件，那么棒贴伏到L_4和L_5螺钉头，弯曲越过突出的骶骨并附着到髂骨螺钉。如果有杆与髂骨螺钉连接器则更容易完成。所有的固定物被放置在拉开的棘突旁肌肉组织之下，从而减少突出和软组织创伤的问题。如果使用自外向内放置L_4和L_5可变角度椎弓根螺钉与髂骨螺钉直接固定，则更能减少修复过程。完成三个垂直方向筋膜切口的关闭、留置引流管和皮肤缝合后，手术切口缝合结束。

第五节　并发症

这类损伤很少有特殊的并发症，但是在应力骨折或创伤时通常容易被忽视。如果一位老年人出现隐袭起病的下腰痛和活动受限，应考虑进行骨扫描或MRI检查来明确诊断。对于急性创伤患者，应该仔细评估括约肌功能，并进行神经系统检查。只有一个研究专门评估了脊柱骨盆不稳定后进行髂腰固定的并发症的发生率。他们发现有16%患者发生感染，伤口并发症为11%，31%发生固定装置故障，42%的患者需要在计划外返回手术室再次治疗。神经系统并发症非常罕见，亦有继发于创伤性神经根撕脱后功能不完全恢复的病例。

我们对骨盆损伤合并骶骨骨折、单独的创伤性骶骨骨折、应力性骨折等疾病的认识过程相对漫长。随着认识的不断提高，我们将会进一步了解疾病的自然史，并不断改进治疗疾病的技术。

参考文献

[1] 刘明忱.骨科经典创新手术学[M].沈阳：沈阳出版社，2015.

[2] 粤海湘，苏亚雷斯.肢体复杂骨折诊断与治疗[M].北京：人民军医出版社，2015.

[3] 邱贵兴，戴克戎.脊髓、脊柱和骨盆创伤[M].武汉：湖北科学技术出版社，2016.

[4] 任记彬.现代骨科手术学[M].北京：科学技术文献出版社，2017.

[5] 屈强.骨伤病症[M].北京：中国医药科技出版社，2016.

[6] 寿亚荷，邬波.老年骨折的合并症与并发症[M].沈阳：辽宁科学技术出版社，2019.

[7] 邱冰.骨与关节运动损伤及康复[M].北京：科学技术文献出版社，2018.

[8] 赵高义.新编骨科学[M].长春：吉林科学技术出版社，2019.

[9] 周大勇.骨质疏松性骨创伤疾病诊疗学[M].天津：天津科学技术出版社，2019.

[10] 海滨.临床骨科手术学[M].长春：吉林科学技术出版社，2019.

[11] 陈国华，舍炜.关节炎基础与临床[M].成都：四川大学出版社，2019.

[12] 魏清柱.骨与关节临床病理学[M].北京：科学出版社，2019.

[13] 郭守进.现代临床骨科学[M].上海：上海交通大学出版社，2018.

[14] 李增春，陈峥嵘，严力生，等.现代骨科学：创伤骨科卷[M].2版.北京：科学出版社，2018.

[15] 梅尔·马默.创伤骨科诊治决策[M].上海：上海科学技术出版社，2018.

[16] 朱国兴，顾羊林，梁海东.实用骨科诊疗及临床应用[M].西安：西安交通大学出版社，2015.

[17] 周军杰，陈昆，马平.创伤骨科基础与临床治疗[M].西安：西安交通大学出版社，2015.

[18] 镐英杰，孙翊夫，徐峰.现代骨科显微与微创技术[M].上海：上海交通大学出

版社，2015.

[19]曾炳芳.OTC中国创伤骨科教程[M].上海：上海科学技术出版社，2015.

[20]燕铁斌.骨科康复评定与治疗技术[M].北京：人民军医出版社，2015.

[21]侯海斌.骨科常见病诊疗手册[M].北京：人民军医出版社，2014.

[22]魏晓健.临床创伤骨科诊疗精要[M].西安：西安交通大学出版社，2014.

[23]程正亮.实用创伤骨科理论与实践[M].天津：天津科学技术出版社，2014.

[24]邱贵兴，戴克戎.骨科手术学：下[M].4版.北京：人民卫生出版社，2015.

[25]李旭春.骨科基础与微创手术学[M].西安：西安交通大学出版社，2015.

[26][美]卡内尔，[美]贝帝.坎贝尔骨科手术学 第12版 第6卷 创伤骨科[M]. 王岩，唐佩福，译.北京：人民军医出版社， 2015.